养生古典医籍精选导读

读经典 做临床系列

中国健康传媒集团

中国医药科技出版社

内 容 提 要

本书为《读经典　做临床系列》之一。书中节选《养生月览》《寿亲养老新书》《遵生八笺》等著作，便于读者系统学习养生学理论知识，以期读者对养生方法有更深入全面的认识，帮助读者树立"治未病"的健康理念，用以指导当今临床，启发研究思路。

本书是中医药院校师生和临床中医师的案头必备读物，适合中医药医、教、研人员参考，亦可供中医爱好者参阅。

图书在版编目（CIP）数据

养生古典医籍精选导读／于国泳等主编 . —北京：中国医药科技出版社，2024.3

（读经典　做临床系列）

ISBN 978 – 7 – 5214 – 4446 – 9

Ⅰ. ①养… Ⅱ. ①于… Ⅲ. ①养生（中医）– 中医典籍 – 汇编 Ⅳ. ①R212

中国国家版本馆 CIP 数据核字（2023）第 247628 号

美术编辑　陈君杞
版式设计　南博文化

出版　**中国健康传媒集团** | **中国医药科技出版社**
地址　北京市海淀区文慧园北路甲 22 号
邮编　100082
电话　发行：010 – 62227427　邮购：010 – 62236938
网址　www. cmstp. com
规格　710 × 1000mm $^1/_{16}$
印张　13 $^1/_4$
字数　234 千字
版次　2024 年 3 月第 1 版
印次　2024 年 3 月第 1 次印刷
印刷　天津市银博印刷集团有限公司
经销　全国各地新华书店
书号　ISBN 978 – 7 – 5214 – 4446 – 9
定价　**45.00 元**

获取新书信息、投稿、为图书纠错，请扫码联系我们。

编 委 会

　　古籍为中华民族悠久历史文化的宝贵遗产，对其整理和利用，对赓续中华文明血脉、弘扬民族传统精神、增强国家文化软实力、建设社会主义文化强国具有重要意义。中医药学文明古老，历史悠久，流传至今仍具有无限的生命力和巨大的影响力。中医古籍繁若星辰，浩如烟海，蕴含着丰富的古代医家思想及临床治验精髓，是中医药学传承的载体和源泉。

　　鉴于中医古典医籍存世数量巨大，收录情况散杂，亟待我们去挖掘、整理、提炼、运用，遂至浩瀚医书中精选甄别，编《读经典 做临床系列》20 卷，以冀发挥中医古籍的文献与临床价值，解今人望洋之叹、临证之惑，促进中医古籍文献与临床医学的融会贯通，推动中医药事业的传承发展。

　　根据中医药学术的发展情况以及医学分科的细化，本丛书精选《素问》《灵枢》《伤寒》《金匮》及温病、诊法、本草、医方、医理、医案、针灸、推拿、养生等相关经典医籍原文，又立足临床，分内科、外科、妇科、骨科、儿科、五官科，共计 20 册。每册选取古医籍品种不超过 5 种，爬罗剔抉，或全书点校收录，或选点部分卷次，均保留原书行文及体例，博览约取的同时，尽可能为读者还原古籍原貌，呈现学术发展的源流脉络。同时，每种医籍之前设有导读一篇，从成书背景、作者生平、学术特点等方面系统介绍，提纲挈领，帮助读者把握整体框架，满足个性化需求，提高中医古籍阅读效率，从而激发阅读兴趣，增进品读趣味，走进字里行间，感受古籍魅力。

由衷希望本书的出版，可以助力读者在浩瀚书海中掌舵前行，熟习相关古籍基本知识，汲取学术精华为临床所用，从而改善中医古籍临床运用不足之现象，为中医药学的继承发展推波助澜。疏漏不足之处难免，敬请广大读者批评指正。

中国医药科技出版社

2023 年 10 月

中医经典是中医之本，熟读经典、勤于临床是中医临床人才打牢基础、提高能力之必需。《读经典　做临床系列》根据中医古籍品种分类，精选古籍原文，并加以导读，帮助读者掌握中医最基本和核心的理论与方法，提高学习、领会、研究经典的水准，学会将古人的经验精华应用于现代临床实践。

养生，养即"调养""养护"，生即"生存""生命"。养生是指人类为了延长生命和保持健康，根据生命发展的客观规律进行的可以保养身体、减少疾病、维持健康的一切物质活动和精神活动。中医养生思想起源于《黄帝内经》，《素问·上古天真论》载："上古之人，其知道者，法于阴阳，和于术数，食饮有节，起居有常，不妄作劳，故能形与神俱，而尽终其天年，度百岁乃去。"至秦汉时期，《淮南子》将道、儒、墨、法等多家思想于一身，主张从生命的角度阐释养生思想。汉晋隋唐时期是养生理论传承与发展时期，涌现了大量的养生著作，如《养生论》是一篇比较全面系统的养生专书，强调养心、养神、主观能动性、未病先防的养生观。孙思邈所著《备急千金要方》《千金翼方》在养生防病方面有独特的理论与方法。宋金元时期，随着社会经济和文化高度发展，人们寿命普遍延长，对养生的需求也增加，大量养生著作孕育而生，如《养生月览》按月令顺序予以排列，每月自朔及晦，叙述养生之法及各种日常生活中的适宜和禁忌，多宗《内经》调摄养生之旨，殊合古今养生之道。宋代陈直的《养老奉亲书》，元代邹铉增订并更名为《寿亲养老新书》，是我国现存较早的关于老年人养生保健著作，主要论述老年防病治病的理论和方法。到明清时期，中医养生达到了一个新的高度，养生著作众多。

其中《遵生八笺》是明代最具代表性的综合性养生著作，有"养生百科全书"之称，时至今日，作为养生专著，该书仍然为养生界所倚重。

当代老龄化问题日趋严重，增加养生保健关注度的同时，更要注重系统性理论知识的学习。本书精选具有较大影响力的养生类著作《养生月览》《寿亲养老新书》《遵生八笺》，以期帮助读者树立"治未病"的健康理念，提高健康意识和生命质量，对中医药健康养生文化起到传承与发展作用，推动健康中国战略的实施。

编者

2023 年 10 月

目录

❦ 养生月览（节选）❧

❦ 寿亲养老新书（节选）❧

遵生八笺（节选）

养生月览（节选）

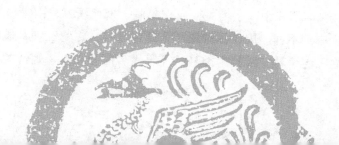

成书背景

经过了唐代盛世之后，两宋时期的经济快速发展。到了南宋时期，农业、手工业、商业等方面取得了骄人的成绩。在这样经济繁荣的背景下，人们在满足基本的需求外，普遍讲究养生保健。因而，在这样一个浓厚的养生氛围下，养生学的研究兴盛起来。

随着养生之学蔚然而兴，养生著作层出不穷，养生流派亦杂然纷呈，各种养生主张竞相登场。四时养生即当时颇有影响的养生学派之一。其多以《素问·四气调神大论》等医经为理论依据，推衍阐发，主张顺应四季阴阳消长之规律，根据时令气候结合民间风俗习惯合理安排生活与民事，在日常起居中贯穿摄生保健之宗旨。影响较大者有周守忠《养生月览》、姜蜕《养生月录》、马永卿《嫩真子》、姚称《摄生月令》、陈希夷《二十四气坐功法》等。

《养生月览》凡二卷，周守忠撰，成书于宋宁宗嘉定庚辰年（1220），是一部辑录型的著作，也是现存最早的月令体养生专著。书中辑录唐宋以前100多种著作（如《四时纂要》《月令图经》《琐碎录》《云笈七签》《千金月令》《梅师方》《四时养生录》《墨子秘录》等）中的养生资料共507条，以月令为序，按十二月份逐次编排而成，涉及日常起居、节令时俗、饮食服饵、卫生防疫、容止宜忌等多方面内容。该书内容丰富，体例新颖，问世后仿效者众多，影响深远。

作者生平

周守忠，又名周守中，字榕庵，或作松庵，宋代医家，南宋钱塘（今浙江杭州）人，生卒年不详。周氏儒雅风流，博古通今，熟稔医理，通晓养生。除著本书外，周氏还编纂有《养生类纂》《历代名医蒙求》《姬侍类偶》《古今谚》《姝联》等。其中，《养生类纂》征引历代养生文献多达 200 种，保存了不少散佚的养生资料，是影响较大的养生专著。据文献记载，他曾改编杨氏所藏《名医大传》，将历代文史和医籍中所载名医事迹、医林典故加以汇集，编为《历代名医蒙求》一书，为我国现存最早的医史著作、古代珍贵的医学资料。

学术特色

1. 顺应四时之气

人与天地相参，与日月相应，而四时为阴阳大法，阴阳为天地大理。顺应四时之正气以合于阴阳变化、脏腑盛衰，根据四时阴阳变化特点而因势利导、趋利避害，成为古人摄生修养的重要指导思想。四时养生分为狭义和广义两种情况。狭义的四时养生主要是指遵从春夏秋冬不同季节变化特点的养生，而广义的四时养生是指包含一年四季在内又进而细化到月份、节气、昼夜、时辰的养生，同时还包括以 5 年、10 年甚至 60 年为周期的，以五运六气理论为指导的疾病预防活动。需要指出的是，即便是广义的四时养生，其本质还是顺应四时阴阳变化的根本规律。文中提出了春为肝旺之时，升发、宣散当令，养生之法宜辛散、宣导，使肝木得舒；夏为心旺之时，长养、温热当令，心火旺而肾水弱，养生之法宜平抑心火、温养肾水；秋为肺旺之时，收敛、清肃当令，养生之法宜益阴固阳；冬为肾旺之时，寒冷、闭藏当令，养生之法宜温热、固藏的四时养生规律。

2. 遵守依时饮食

饮食合于时气，顺四时正令之常选择合适的当令饮食物，以调和脏腑、增进健康，并当尽量避免进食虚虚实实之品。当令之初或本气尚有不足时，选择顺应时令本脏之气的饮食物。如春食五辛之品以助升发。当令之盛或本气业已充沛时，避免选择补充本脏之气的饮食物，或选择有助于本脏气所克伐之脏的饮食物，以减少克伐太过造成不良影响。如春不可食诸肝，夏不可食诸心，秋不可食诸肺，冬不可食诸肾。

3. 谨守卫生法则

环境卫生关乎健康，《养生月览》重视腊月、正月、清明前后的洒扫、洁净，可改善居处环境卫生。如"正月旦鸡鸣时，把火遍照五果及桑树上下，则无虫""腊后遇除日，取鼠头烧灰，于子地上埋之，永无鼠耗"等。

对个人及环境卫生的内容很多，涉及沐浴的资料有"正月一日，取枸杞菜煮作汤沐浴，令人光泽，不病不老""正月八日，沐浴去灾祸""正月十日，人定时沐浴，令人齿坚"等。

对衣着、服饰、床席等应时调整，也体现了《养生月览》的卫生观点。如"入春，宜晚脱绵衣，令人伤寒、霍乱。正月之节，宜加绵袜以暖足……正月，不可释绵襦""二月中可衣夹衣""三月中可服单衣""七月七日晒曝革裘，无虫……七月之节宜出衣服、图书以暴之……秋日宜足脑俱冻""八月一日以后即微火暖足，勿令下冷。八月起居以时，勿犯贼邪之风，勿增肥腥，令人霍乱""九月九日勿起床席""冬夜伸足卧则一身俱暖""冬日宜温足冻脑……冬不枕冷物、铁石等，令人眼暗"。

4. 重视卫生防疫

中医很早就知道瘟疫的危害性，而且认识到瘟疫与四时不正之气有密切关系，因此积累了丰富的瘟疫防治方法，尤其在药物预防方面，创制了很多药方。《养生月览》载录的防疫药方也不在少数，正月的五香汤、小续命汤，二月的神明散，三月的商陆汤，四月的五枝汤，五月的疟疾鬼哭丹，六月的肾沥汤，七月的八味地黄丸，九月的菊花酒，腊月的茵陈丸等都是预防时疫的典型方剂。这些药方的载录，表明周氏对时疫防治的重视。

养生月览序

　　予尝讲求养生之说，编次成集，谓之《月览》矣。惧其遐遗，于是复为《杂类》。收罗前书未尽之意，非固为谆复，盖欲览者之得其详也。昧者不审乎是。始见予之《月览》也，或患乎拘；嗣见予之《杂类》也，复虑乎杂。胡不思淘金于砂，然后丽水之实出焉，采玉于石，然后荆山之璞见焉。

　　弗始乎拘，乌乎达；弗由乎杂，乌乎一？予书之详也，盖指人以入道之序，若夫深造自得，左右逢原，则付诸悟理君子。夫何疑焉。

嘉定十五年岁次壬午迎富之日 榕庵周守忠书

卷上

正月

正月一日子丑时，烧粪扫，令人仓库不虚。《月令图经》

元日子后丑前，吞赤小豆七粒，椒酒一合，吉。同上

正月旦鸡鸣时，把火遍照五果及桑树上下，则无虫。时年有桑果灾生虫者，凡日照者必免灾。《四时纂要》

元日寅时，饮屠苏酒，自幼及长。《杂五行书》

正月旦及正月半，以麻子、赤豆二七颗置井中，辟瘟病，甚效。同上

元日平旦，吞盐豉七粒，终岁不于食中误吃蝇子。《吕公岁时杂记》

正月一日，烧术及饮术汤。同上

元日，服桃汤。桃者五行之精，厌伏邪气，制百鬼。《荆楚岁时记》

元日，缕悬苇炭、桃棒门户上，却疠疫也。同上

元日日未出时，朱书百病符，悬户上。《月令图经》

正月一日未明，小儿不长者，以手攀东墙，勿令人知。或云于狗窦中，使人牵拽。《琐碎录》

元日，庭前爆竹，以辟山臊、恶鬼也。山臊在西方深山中，长尺余，性不畏人，犯之令人寒热病，畏爆竹声。《太平御览》

元日，造五辛盘，正元日五熏炼形。注曰：五辛所以发五脏气。《周处风土记》

正月一日，取五木煮汤以浴，令人至老须发黑。徐锴注云：道家谓青木香为五香，亦云五木。《杂修养书》

元日，进椒柏酒，椒是玉衡星精，服之令人身轻能 音奈 老；柏是仙药。又云进酒次第，当从小起，以年少者为先。崔寔《四民月令》

元日，造桃板着户，谓之仙木，像郁垒，山桃树，百鬼畏之。《玉烛宝典》

岁旦，服赤小豆二七粒，面东以齑汁下，即一年不疾病，家人悉令服之。《四时纂要》

元日，取小便洗腋气，大效。《琐碎录》

正月一日，取枸杞菜煮作汤沐浴，令人光泽，不病不老。《云笈七签》

正月一日，取鹊巢烧之，着于厕，能辟兵。《四时纂要》

岁旦日，埋败履于庭中，家出印绶。《墨子秘录》

正月朝早，将物去冢头，取古砖一口将咒要断，一年无时疫，悬安大门也。《本草》

腊月，鼠向正旦朝所居处埋之，辟瘟疫。《梅师方》

昔有齐人欧明者，乘船过青草湖，忽遇风，晦瞑而逢青草湖君，邀归止家堂宇，谓欧明曰："惟君所须富贵金玉等物，吾当与卿。"明未知所答，傍有一人私语明曰："君但求如愿，并胜余物。"明依其人语。湖君嘿嘿然，须臾便许，及出乃呼如愿，即是一少婢也。湖君语明曰："君领取至家，如要物，但就如愿，所须皆得。"明至家，数年遂大富，后至岁旦，如愿起晏，明鞭之，愿以头钻粪帚中，渐没失所，后明家渐渐贫。今人岁旦粪帚不出户，恐如愿在其中。《搜神记》

正月一日，取鹊巢烧灰撒门里，辟盗。《墨子秘录》

正月三日，买竹筒四枚，置家中四壁上，令田蚕万倍，钱财自来。《四时纂要》

正月四日，拔白，永不生，凌晨拔，神仙拔白日。他月仿此，拔白髭发也。同上

正月五日，取商陆根细切，以玄水渍之，三日，阴干，可治为末，服三寸匕。玄水服下，日三服。百日，伏尸尽下出如人状。醮埋之。祝曰："伏尸当属地，我当属天，无复相召。"即去，随故道无还顾。常先服之，禁一切血肉辛菜物。《云笈七签》

正月七日，上会日。可斋戒。《四时纂要》

正月七日，男吞赤豆七颗，女吞二七颗，竟年不病。《杂五行书》

人日夜，多鬼鸟过，人家捶床打户，拔狗耳，灭灯以禳之。《荆楚岁时记》

正月八日，沐浴去灾祸。神仙沐浴日。《四时纂要》

正月十日，人定时沐浴，令人齿坚。凡斋戒沐浴，皆当盥沐五香汤。其五香汤法：用兰香一斤，荆花一斤，零陵香一斤，青木香一斤，白檀一斤。凡五物切之，以水二斛五斗，煮取一斛二斗，以自洗浴也。此汤辟恶，除不祥气，降神灵，用之以沐，并治头风。《云笈七签》

厕前草，月初上寅日，烧中庭，令人一家不著天行。《四时纂要》

正月上寅日，捣女青末，三角缝囊盛系前帐中大吉。能辟瘟病。女青，草也。《肘后方》

正月十五日，残糕糜熬令焦，和谷种之，能辟虫也。《四时纂要》

正月十五日，作膏粥以祠门户。《玉烛宝典》

正月十五日，作豆糜，加油膏其上以祠门户。《荆楚岁时记》

正月十五日，盗灯盏，令人有子。夫妇共于富家局会所盗之，勿令人知，安卧床下，当月有娠。《本草》

正月望日，以柳枝插户上，随柳枝所指处祭之，致酒脯祭之。《齐谐记》云：吴县张成，夜于宅东见一妇人，曰我是地神，明日月半宜以糕糜、白粥祭我，令君家蚕桑万倍。后用如言，今人谓之粘钱财。《岁时记》

上元日，可斋戒，诵《黄庭度人经》，令人资福寿。《四时纂要》

立春日，食生菜不可过多，取迎新之意，及进浆粥，以导和气。《千金月令》

上学之士，当以立春之日清朝，煮白芷、桃皮、青木香三种东向沐浴。《云笈七签》

立春日，鞭土牛。庶民争之。得牛肉者，其家宜蚕，亦云治病。《吕公岁时杂记》

后生于立春并社日食齑者，至纳妇拜门日，腰间有声如嚼齑然。皆以为戒。同上

打春时，春牛泥撒在檐下，蚰蜒不上。《琐碎录》

立春后有庚子日，温芜菁汁，合家大小并服，不限多少，可理时疫。《伤寒类要》

入春，宜晚脱绵衣，令人伤寒霍乱。《云笈七签》

正月之节，宜加绵袜以暖足。《千金月令》

正月，宜进桑枝汤及造煎以备用。其桑枝汤方：取桑枝如箭竿大者细剉，以酥熬作汤。

又桑枝煎方：取桑枝大如箭竿者，细剉三升，熬令微黄，以水六升煎三升，去滓，以重汤煎取二升，下白蜜三合，黄明胶一两，炙作末，煎成，以不津器封贮之。同上

正月，韭始青可以食。凡韭不可以作羹食，损人。作齑佳，凡作齑必以先削一所地，去上一寸土取韭不洗便投沸汤中，漉出，铺所削新土上良久，然后

入水，淘择。_{同上}

正月，不可释绵襦，宜食粥。凡粥有三等。一曰地黄，以补虚。取地黄四两，捣取汁，候粥半熟即下之，以绵裹椒一百粒、生姜一斤投粥中，候熟出之，下羊肾一具，去脂膜，细切如韭叶大，加少盐食。二曰防风，以去四肢风。取防风二大分，煮取汁作粥。三曰紫苏，以去拥气。取紫苏子，熬令黄香，以水研，滤取汁作粥。同上

正月，勿食虎豹狸肉，令人伤神损气。《千金方》

正月，不得食生葱，令人面上起游风。同上

正月，勿食梨。《梅师方》

正月，食鼠残，多为鼠瘘，小孔下血者是此病。《本草》

正月之节，食五辛以辟疠气，蒜、葱、韭、薤、姜也。《食医心镜》

正月雨水，夫妻各饮一杯，还房当获时有子，神效也。《本草》

正月，初婚忌空房，多招不祥，不可不谨，不得已，当以熏笼置床上禳之。《琐碎录》

正月甲子，拔白，晦日汲井花水服，令髭发不白。《四时纂要》

正月未日夜，芦苣火照井厕中，百鬼走。《荆楚岁时记》

正月寅日，烧白发，吉。《千金方》

正月二日，取章陆根三十斤，净先粗切，长二寸许，勿令中风也，绢囊尽盛，悬屋北六十日，阴燥为末，以方寸匕水服，旦先食服，十日见鬼，六十日使鬼取金银宝物，作屋舍随意所欲，八十日见千里，百日登风履云，久服成仙。《云笈七签》

春不可食肝，为肝王时，以死气入肝，伤魂也。《金匮要略方》

春服小续命汤五剂、诸补散各一剂，百病不生。《千金方》

春月饮酒茹葱，以通五脏。《庄子》

春三月，每朝梳头三百下，至夜欲卧须汤_{去声}热盐汤一盆，从膝下洗至足方卧，以通泄风毒、脚气，勿令壅滞。《四时养生论》

春七十二日，省酸增甘，以养脾气。《千金方》

春间不可食鲫鱼头，其中有虫也。《琐碎录》

春三月，夜卧早起。此出《黄帝素问》。又按《云笈七签》曰：季春月宜卧起俱早。

赵先生曰：欲除尸虫之法，春月择甲乙夜视岁星所在，朝之再拜，正心窃祝曰：愿东方明星君，扶我魂，接我魄，使我寿如松柏，生年万岁生不落。愿

为甲，除身中三尸、九虫，尽走消灭，常择洁静，频行之为善，此仁德乐生君木也，木克土，所以土尸去，妙诀，秘之。《云笈七签》

太虚真人曰：常以春甲寅日、夏丙午日、秋庚申日、冬壬子日，暝卧时先捣朱砂、雄黄、雌黄，三物等份细捣，以绵裹之使如枣大，临卧时塞两耳中。此消三尸、炼七魄之道也。明日日中时，以东流水沐浴毕，更整饰床席，易着衣物，浣故者，更履屐，先除澡之都毕，又扫洒于寝床下，通令所住一室，净洁平安。枕卧向上，闭气握固良久，微咒曰：天道有常，改易故新，上帝吉日，沐浴为真，三气消尸，朱黄安魂，宝炼七魄，与我相亲。此道是消炼尸秽之上法，改易真形之要诀也。四时各取一日为之。同上

春日宜脑足俱冻。同上。又按，《千金月令》曰：正月之节，宜加绵袜以暖足。

凡卧，春欲得头向东，有所利益。同上

二月

二月二日，取枸杞菜，煮作汤，沐浴，令人光泽，不病不老。《云笈七签》

二月二日，不欲眠。《千金月令》

昔巢氏时二月二乞得人子，归养之，家便大富。后以此日，出野田中采蓬茨，向门前以祭之，云迎富。《岁华纪丽》

二月六日、八日，宜沐浴斋戒，天佑其福。《云笈七签》

二月八日，拔白，神仙良日。《四时纂要》

二月八日，黄昏时沐浴，令人轻健。《云笈七签》

二月九日，忌食一切鱼鳖。同上

二月九日，勿食鱼，仙家大忌。《白云先生杂记》

二月十四日，忌远行，水陆并不可往。《云笈七签》

二月，勿食黄花菜及陈葅，发痼痰，动痼气。勿食大蒜，令人气壅，关膈不通。勿食蓼子及鸡子，滞人气。勿食小蒜，伤人志性。勿食兔肉，令人神魂不安。勿食狐貉肉，伤人神。同上

二月，肾脏气微，肝脏正王，宜净膈，去痰，宜泄皮肤，令得微汗，以散去冬温伏之气。同上

二月，勿食梨。《梅师方》

二月，勿食蓼，伤肾。《白云先生杂记》

二月，勿食鸡子，令人常恶心。《千金方》

二月，宜食韭，大益人心。同上

二月，行途之间，勿饮阴地流泉，令人发疟瘴，又损脚，令软。《本草》

二月初，便须灸两脚三里、绝骨对穴各七壮，以泄毒气，至夏即无脚气冲心之疾。《四时养生论》

二月之节，不可食生冷。《千金月令》

二月中，不可吊丧、问疾，可衣夹衣。同上

每至二月吐痰，缘中年向后，泻多困惫，至于风劳、气冷，多起自痰涎。可取牛蒡子一合以上，羌活一两，同牛蒡子捣为末，入五更初，投新汲水一碗，打令匀，略起东向，服之便卧。良久，以撩胸膈，当吐，以盆盛之，勿令起坐。凡是壅滞痰涎出尽，至黄胆水，最妙盥漱讫，取蒸饼切，火上炙令黄，便吃之，仍煎姜蜜汤下，至老不染瘴疠，纵病亦不能害人。《颐生论》

二三月内，天晴日取薯蓣，洗去土，小刀子刮去黑皮后，又削去第二重白皮，约厚一分，已来于净纸上着筛中晒至夜，收于纸笼内，着微火养之，至来日晒以干为度，如未干，天色阴即火焙，便为干。薯药入丸散，用其第二重白皮，依前别晒，焙取为面，绝补益。《四时纂要》

二月，取百合根，曝干捣作面，细筛，绝益人。同上

二月上壬日，取土，泥蚕屋，宜蚕。同上

二月上丙日，沐发愈疾。南阳太守目盲，太原王景有沉疴，用之皆愈。同上

二月上辰日，取道中土，泥门户，辟官事。同上

二月上壬日，取土，泥屋四角，大宜蚕也。同上

二月乙酉日，日中北首卧，合阴阳，有子即贵也。《四时纂要》

桃、杏花，二月丁亥日收，阴干为末，戊子日和井花水服方寸匕，日三服，疗妇人无子，大验。同上

二月庚寅日，勿食鱼，大恶。《千金方》

惊蛰日，以石灰糁门限外，免虫蚁出。《琐碎录》

春分后，宜服神明散，其方用苍术、桔梗各二两，附子一两，炮乌头四两，炮细辛一两。上捣筛为散，绛囊盛带之方寸匕，一人带一家无病。有染时气者，新汲水调方寸匕服之，取汗便差。《千金月令》

春秋二社，是日人家皆戒儿女凤兴以旧俗相传。苟为宴起，则社翁、社婆遗屎其面上，其后面黄者是其验也。《吕公岁时杂记》

社日，小学生以葱系竹竿上，于窗中托之，谓之开聪明。或加之以蒜，欲求能计算也。同上

社日，学生皆给假，幼女辍女工，云是日不废业，令人懵。同上

社日，饮酒治聋。同上

三月

三月一日，不得与女人同处，大忌之。《云笈七签》

三月三日，勿食百草。《外台秘要方》

三月三日，采艾为人以挂户，以备一岁之灸用。凡灸，避人神之所在。《千金月令》

三月三日，取桃花末收之，至七月七日取乌鸡血和涂面及身，三二日后光白如素，太平公主秘法。《四时纂要》

三月三日，收桃叶晒干，捣筛井花水服一钱。治心痛。同上

三月三日是神日，勿食诸鳞物。《百一歌》

三月三日乃上巳日，可以采艾及蔓菁花，疗黄病。《月令图经》

上巳日，取黍曲，和菜作羹，以压时气。《荆楚岁时记》

三月三日，取荠菜花，铺灶上及床席下，可辟虫蚁，极验。《琐碎录》

三月三日，收苦练花或叶于席荐下，可辟虱蚤。同上

三月三日，勿食鸟兽五脏，及一切果菜、五辛等物，大吉。《千金方》

三月三日，取桃叶，一云桃根，捣取汁七升，以大醋一升，同煎令得五六分，先食顿服之，隔宿无食，即尸虫俱下。《本草》

三月三日，勿食五脏肉，百草心。《云笈七签·金书仙诰戒》

三月三日，取枸杞菜煮作汤沐浴，令人光泽不病、不老。《云笈七签》

三月六日，申时洗头，令人利官，七日平旦浴、日入时浴并招财。《四时纂要》

三月六日，日入时沐浴，令人无厄。《云笈七签》

三月十一日，老子拔白日。《真诰》

三月十三日，拔白，永不生。《四时纂要》

汉末有郭虞者，有三女。一女以三月上辰，一以上巳二日回，而三女产乳并亡。迄今时俗以为大忌。故于是月是日，妇女忌讳，不复止家，皆适东流水上就适远地祈被，自洁濯也。《风土记》

三月十六日，忌远行，水陆俱不可往。《云笈七签》

三月二十七日，宜沐浴。同上

三月，宜食韭，大益人心，此出《千金方》，又按《云笈七签》曰：季春食韭发疾。

三月，勿食生薤。《本草》

三月，勿食小蒜，伤人志性。《千金方》

三月中可服单衣。《千金月令》

三月，采桃花未开者，阴干百日，与赤棋等份捣和，腊月猪脂涂秃疮，神效。《四时纂要》

三月，食鸡子，终身昏乱。《白云先生杂记》

三月之节，宜饮松花酒，其法取糯米，淘百遍，以神曲和。凡米一斗用神曲五两。春月取松花精长五六寸者至一尺余鼠尾者，各三两，枝细剉一升，蒸之。绢袋盛，以酒一升，浸取五日，堪服。一服三合，日三服，久服神仙。《千金月令》

三月，勿食脾，乃是季月土旺，在脾故也。《千金方》

三月，羊粪晒干，煅灰存性，和轻粉、麻油，可傅恶疮。一名百草霜。《琐碎录》

三月，勿食蛟龙肉及一切鱼肉，令人饮食不化，发宿病，伤人神气，恍惚。此出《千金方》。又按，《纂要》曰：三月庚寅日食鱼凶。

三月，入衡山之阴，取不见日月松脂炼而饵之，即不召而自来，服之百日耐寒暑，二百日五脏补益，服之五年，即见西王母。同上

三月，不得食陈菹，夏热病，发恶疮。《本草》

三月，采章陆，一名商陆，一名当陆，如人形者，神逐阴之精，此神草也，杀伏尸、去面野黑、益智不忘，男女五劳七伤、妇人乳产余病、带下结赤白皆愈。上用曲十斤，米三斗，加天门冬成末一斗，酿酒渍章陆六日，便斋服。五日食减，二十日谷绝肠肥，容气充茂，诸虫皆去，耳目聪明。斑痕皆灭以月宿与鬼日，加丁时取商陆，服如枣，日三。道士常种此药草于静室之园，使人通神，令人不老，长生。去三虫，治百病，毒不能伤矣。《云笈七签》

春季月，食生葵，令饮食不消化，发宿疾。《食疗本草》

春季月末一十八日，省甘增咸，以养肾气。《千金方》

季春月，阳炽阴伏，勿发泄大汗，以养脏气，勿食马肉，令人神魂不安；

勿食獐鹿肉等，损气损志。《云笈七签》

季春月，肝脏气伏，心当向王，宜益肝补肾。是月火相水死，勿犯西北风。勿久处湿地，必招邪毒。勿大汗当风，勿露体星宿下，以招不祥之事。同上

世传妇人死于产褥者，其鬼唯于一百五日得自湔濯，故人家于寒食前一日皆畜水，是日不上井，以避之。《吕公岁时杂记》

寒食日，取黍穰，于月德上取土，脱墼一百二十口，安宅福德上，令人致福。《四时纂要》

寒食日，以细袋盛面，挂当风处，中暑调水服。《琐碎录》

寒食日，水浸糯米，逐日换水至小满，漉出晒干，炒黄碾末。水调，疗打扑伤损及诸疮肿。同上

寒食一百五日，预采大蓼曝干，能治气痢。用时捣罗为末，食前粥米饮调下一钱，最效。同上

清明前二日夜鸡鸣时，炊黍米熟，取釜汤遍洗井口瓮边地，则无马蚿，百虫不近井瓮，甚神验。《齐民要术》

清明日日未出时，采荠菜花枝，候干，夏日做挑灯杖，能祛蚊。荠菜亦名护生草，于清明日取花阴干，暑月置近灯烛，则能令蚊蛾不侵。《琐碎录》

清明日，熨斗内着火，炒枣子于卧帐内，上下令烟气出。令一人问：炒甚底？答曰：炒狗蚤。凡七问七答，狗蚤不生矣。同上

四月

四月四日，昳时沐浴，令人无讼。《云笈七签》

四月七日，沐，令人大富。《四时纂要》

四月八日，不宜远行，宜安心静念，沐浴斋戒，必得福庆。《摄生月令》

四月八日，勿食百草。《外台秘要方》

四月八日，勿杀草伐树。《全书仙志戒》

四月八日，取枸杞菜，煮作汤沐浴，令人光泽，不病不老。《云笈七签》

四月九日，日没时浴，令人长命。《四时纂要》

四月十六日，拔白则黑发。同上

四月，食雉，令人气逆；食鳝鱼，害人。《白云先生杂记》

四月之节，宜服新衣，宜进温食，宜服暖药，宜食羊肾臛。造羊肾臛法：

上以菟丝子一两，研，煮取汁，滤之，溲面切，煮服。以羊肾一具，切，炊作臛，服之。尤疗眼暗及赤痛。《千金月令》

四月之节，宜服附子汤。其方用附子一枚，炮，勿令焦，为末。分作三服，以生姜一片，用水一升，煎取五合，明早空腹服。同上

四月之节，宜食笋。以宽汤涌满，先旋汤转，然后投笋于中，令其自转，不得搅，搅即破，候熟出之，如此则色青而软，软而不烂，可以食，和皮擘开，内粳米饭，细切羊肉，并土苏椒、咸豉汁、盐花等，却以面封之，文火烧，闻香即熟，去皮厚一寸截之，以进笋味，此最佳。同上

四月之节，可以饮椹酒，尤治风热之疾。可以造椹煎。其造椹煎法：用椹汁三斗，白蜜两合，酥一两，生姜汁一合，以重汤煮椹汁，取三升，入盐、苏等，煮令得所，于不津器中贮之。每服一合，和酒调服，理百种风疾。同上

四月为乾生气卯，死气酉。是月也，万物以成，天地化生，勿冒极热，勿大汗后当风，勿暴露星宿，皆成恶疾。《摄生月令》

四月，勿食鸡肉，勿食生薤。同上

四月，宜补肾助肺，调和胃气，无失其时。同上

四月，勿食葫，伤人神，损胆气，令人喘、悸、胁肋气急。《千金方》

四月，勿食暴鸡肉，作内疽，在胸腋下出漏孔。丈夫少阳，妇人绝孕，虚劳之气。同上

四月，不得入房，避阴阳，纯用事之月也。同上

四月，勿食蛇肉、鳝肉，损神害气。同上

四月，勿食生蒜，伤人神，损胆气。《食医心镜》

孟夏，夜卧早起，思无怒，勿泄大汗。《云笈七签》

凡卧，夏欲得头向东，有所利益。同上

夏不用枕冷物、铁石等，令人眼暗。同上

夏月不得大醉。《四时养生论》

夏三月，每朝空心吃少葱头酒，令血气通畅。同上

风毒脚气，因肾虚而得，人生命门属在于肾，夏月肾气衰绝，若房色过度，即伤元气而损寿。亦不宜多服疏药。同上

夏三月，宜用五枝汤澡浴，浴讫，以香粉傅身，能祛瘴毒，疏风气，滋血脉。其五枝汤方：用桑枝、槐枝、楮枝、柳枝、桃枝各一握，麻叶二斤，上前六味以水一石，煎至八斗许，去滓温浴，一日一次。其傅身香粉方：粟米一斤

作粉，如无粟米粉，以葛粉代之得，青木香、麻黄根、附子炮裂，甘松、藿香、零陵香、牡蛎，以上各二两。上件八味，杵罗为末，以生绢作袋盛之，浴毕傅身。同上

夏七十二日，省苦增辛，以养肺气。《千金方》

夏月，宜食苦荬以益心。《琐碎录》

夏三月，夜卧早起，无厌于日，使志无怒。《黄帝素问》

夏不可食诸心。《金匮要略方》

五月

五月一日，日中时沐浴，令人身光。此出《云笈七签》，又按《荆楚岁时记》曰：五月一日沐浴令人吉利。

五月一日，取枸杞菜煮作汤沐浴，令人光泽，不病不老。《云笈七签》

冢上土及砖石，主瘟疫。五月一日取之，瓦器中盛，埋之着门外阶下，合家不患时气。《本草》

五月五日，采索五色桃印为门户饰，以止恶气。《续汉言礼仪志》

五月五日，取蟾蜍，可合恶疽疮。取东行蝼蛄，治妇难产。《崔实四民月令》

五月五日，蓄采众药，以蠲除毒气。《太平御览》

五月五日，荆楚人将艾以为人，悬门户上，以禳毒气。《荆楚岁时记》

五月五日，以五彩丝系臂者，辟兵及鬼，令人不病温。《风俗通》

五月五日未明时，采艾见似人处，揽而收之，用灸有验。《荆楚岁时记》

五月五日午时，采艾，治百病。《四时纂要》

五月五日，取浮萍，阴干烧烟，去蚊子。《千金月令》

五月五日午时，采百药心相和，捣凿桑树心作孔，内药于其中，以泥封之，满百日开取，暴干捣作末，以傅金疮。同上

五月五日，粽子等勿多食，食讫以菖蒲酒投之。取菖蒲根节促者七茎，各长一寸，渍酒中服之，治伤损。同上

五月五日午时，聚先所蓄时药烧之，辟疫气，或止烧术。《吕公岁时杂记》

五月五日正午时，于韭畔面东不语，蚯蚓粪干而收之。或为鱼刺所鲠，以少许擦咽外，刺即消，谓之六一泥。同上

五月五日，售者以红绢或开花凡红赤之物以拭目而弃之，云得之者代受其

病。同上

五月五日，取青蒿捣石灰，至午时丸作饼子，收蓄。凡金刃所伤者，锉末傅之。同上

五月五日午时，宜合疟疾鬼哭丹。先以好砒半两。细碎安放铁铫内，以寒水石一两为末，围定，然后以瓷碗盖，却湿纸封碗缝，炭火熬烟出，熏纸黄色即止，取出以纸衬放地上，出火气毒。良久细研为末，入龙脑、麝香各少许，研匀后，以蒸饼水泡为丸，如梧桐子大，朱砂为衣，每服一丸。发日早晨，于功德堂香烟上度过，面北方，井花水吞下。忌热食、鱼、面、生果十数日，永瘥。此药合时，忌妇人、僧、尼、鸡、犬及孝服人见。如女人有疾，可令男子拈入口内，服之立效，药不吐泻。《四时养生论》

五月五日，用熨斗烧一枣，置床下，辟狗蚤。《琐碎录》

五月五日，作赤灵符，着心前，禁辟五兵。《抱朴子》

五月五日午时，以朱砂写"茶"字倒贴之，蛇蝎不敢近。《琐碎录》

五月五日五更，使一人堂中向空扇，一人问云："扇甚?"底答曰："扇蚊子。"凡七问乃已，则无蚊虫。同上

五月五日午时，写"白"字倒贴于柱上四处，则无蝇子。同上

五月五日午时，望太阳，将水咒曰："天上金鸡吃蚊子脑髓，灯心上吸太阳气。"念咒七次，遇夜将灯心点照，辟去蚊子。同上

五月五日，取鳖爪着衣领中，令人不忘。同上

五月五日，莴苣成片，放橱柜内，辟虫蛀衣帛等物，收莴苣叶亦得。同上

五月五日，取腊水洒屋下，辟蚊蝇。同上

五月五日，以葵子微炒，捣罗为末，患淋疾者，每食前以温酒调下一钱，最验。同上

五月五日，取鲤鱼枕骨烧服，止久痢。《千金方》

五月五日，勿以鲤鱼子共猪肝食，必不消化，成恶疾。同上

五月五日，鳖子共鲇鱼子食之，作瘴黄。同上

五月五日，取露草一百种，阴干烧为灰，和井花水重炼，令酽醋为饼，腋下挟之，干即易，主腋气臭，当抽一身间疮出，即以小便洗之。《本草》

五月五日日中时，取葛根为屑。疗金疮、断血，亦疗疟。同上

五月五日，取猪齿，治小儿惊痫，烧灰服，并治蛇咬。同上

五月五日，取蝙蝠倒悬者晒干，和桂、薰陆香为末，烧之，蚊子去。同上

五月五日，取东向桃枝，日未出时作三寸木人，着衣带中，令人不忘。《千金翼方》

五月五日，采苋菜，和马齿苋为末，等份，调与妊娠服之，易产。《食疗本草》

五月五日，勿见血物。《云笈七签》

五月五日午时，桃仁一百个，去皮、尖，于乳钵中细研成膏，不得犯生水，候成膏，入黄丹三钱，丸如梧桐子大，每服三丸，当疟发日，面北用温酒吞下，如不饮酒，井花水亦得。合时忌鸡、犬、妇人见。《本草》

端午日午时或岁除夜，收猪心血同黄丹、乳香相和，研为丸，如鸡头大，以红绢袋盛，挂于门上，如有子死腹中者，冷酒磨下一丸。《博济方》

端午日，取白矾一块，自早日晒至晚收之。凡百虫所啮，以此末傅之。《琐碎录》

五月五日，以兰汤沐浴。《大戴礼》

五月五日，取蚕蛾为末，津调涂刺头上，刺良久即出。本法用晚蚕蛾，盖将臀倒点湿茧子头，出者生收，用竹筒两头有节者，于一头锥穿，放入蛾，塞之，令自在干死。遇有竹木等刺肉内，不能出者，取少许为末，点刺上即出。《广惠方》

五月五日，取百草头，细剉晒干，用纸裹收之。要用取一撮，以白纸封角，勿令病人问，以绛帛系药，先以眼案臂，面北系裹臁药，下以当三钱，共系之，男左臂，女右臂。治一切疟疾，极有验。《千金方》

五月五日，取蒜一片，去皮，中破之，刀割令容巴豆一枚，去心、皮，内蒜中，令合以竹挟，以火炙之，取可热捣为三圆。遇患疟者，未发前服一圆，不止，复与一圆。《肘后方》

五月五日及夏至日，取日未出时，面东汲井花水一盏，作三漱门阃中，如此四十日，即口臭永除矣。《墨子秘录》

五月五日，取萤虫研汁，虹撚发，白即黑矣。同上

五月五日，勿食一切菜，发百病。《琐碎录》，又出《千金方》

端午日午时，书"仪方"二字倒贴于柱脚上，能辟蚊虫。《琐碎录》

端午，收蜀葵赤白者，各挂阴干。治妇人赤白带下，赤者治赤，白者治白，为末，酒服之。《四时纂要》

端午日，采桑上木耳白如鱼鳞者，有患喉闭者，捣碎绵裹如弹丸，蜜浸含

之，便差。同上

端午日日未出时，采百草头，唯药苗多即尤佳，不限多少，捣取浓汁，又取石灰三五升，取草汁相和，捣脱作饼子，曝干，治一切金疮，血立止。兼治小儿恶疮。同上

端午日，取葵子烧作灰，收之。有患石淋者，水调方寸服之，立愈。同上

独头蒜五颗，黄丹一两，午月午日午时中，捣蒜如泥，调黄丹为丸，丸如鸡头子大，晒干。患心痛，醋磨一丸服之。同上

端午日午时，不可取井花水沐浴，一年疫气不去。《琐碎录》

端午日午时有雨，将天雨水研朱砂，于好纸上书"龙"字，如小钱大。次年端午日午时有雨，用黑笔亦书"龙"字，如前字大，二字合之，搓成小圆。临产用乳香煎汤吞下，男左女右，握手。本日午时无雨，则前字不可用矣。同上

繁蒌，一名鸡肠草，主积聚疮痔不愈者，五月五日日中采之，干烧作焦灰。《千金方》

小蒜，五月五日采，暴干。叶主心烦闷，解诸毒，小儿丹疹。同上

五月二十日，宜拔白。《四时纂要》

五月，君子斋戒，节嗜欲，适寒温。五月五日、六日、十六日别寝。犯之，三年致大病。同上

五月五日、六日、七日、十五日、十六日、十七日、二十五日、二十六日、二十七日九毒，忌房事，犯之不过三年。《琐碎录》

五月俗称恶月，俗多六斋放生，案月令仲夏阴阳交，死生分，君子斋戒，止声色，节嗜欲也。《董勋问礼俗》

五月，勿食韭，令人乏气力。此出《金匮要略方》。又《白云先生杂忌》云：损人目。

俗忌五月上屋，害人。五月脱精神，如上屋，即自见其形，魂魄则不安矣。《酉阳杂俎》

俗忌五月曝床荐席，按《说苑》云：新野庾寔，尝以五月曝席，忽见一小儿死在席上，俄失之。其后寔子遂亡。《太平御览》

五月，宜服五味子汤。其方取五味子一大合，以木杵臼捣之，置小瓷瓶中，以百沸汤点，入少蜜，即密封头，置火边良久，乃堪服。《千金月令》

五月，勿食肥厚，勿食煮饼，伏阴在内。可食温暖之味。《月令图经》

五月，勿食獐肉，伤人神气。《千金方》

五月，勿食马肉，伤人神气。同上

五月，勿饮泽中停水，令人患鳖瘕病也。《本草》

五月戊辰日，用猪头祭灶，令人百事通泰。《墨子秘录》

五月，勿食鹿，伤神。《本草》

五月，食未成核果，令人发痈节及寒热。同上

仲夏，勿大汗当风，勿暴露星宿，皆成恶疾，勿食鸡肉，生痈、疽、漏疮；勿食鳝、蛇等肉，食则令人折算寿，神气不安。《云笈七签》

夏至，浚井改水可去温病。《续汉书礼仪志》

夏至，着五彩，辟兵。题曰：游光厉鬼，知其名者无温疾。《风俗通》

京辅旧俗，皆谓夏至日食百家饭则耐夏。然百家饭难集，相会于姓柏人家，求饭以当之。《吕公岁时杂记》

夏至一阴生，皆服饵硫黄，以折阴气。同上。今服金液丹也。

夏至日，采映日果，即无花果也，治咽喉。同上

夏至后迄秋分，勿食肥腻饼臛之属，此与酒浆果瓜相妨，入秋节变生多诸暴下。《云笈七签》

六月

六月一日，沐，令人去疾禳灾。《四时纂要》

六月六日，沐浴斋戒，绝其营俗。此出《云笈七签》。又按，《琐碎录》云：六月六日忌沐浴，俗云令人胡臭。

六月六日，勿起土。《金书仙志戒》

六月七日、八日、二十一日浴，令人去疾禳灾。《四时纂要》

六月十九日，拔白，永不生。同上

六月二十四日，老子拔白日。《真诰》

六月二十四日，忌远行，水陆俱不可往。《云笈七签》

六月二十七日，食时沐浴，令人轻健。同上

六月二十七日，取枸杞菜，煮作汤沐浴，令人光泽，不病不老。同上

六月，可以饮乌梅浆，止渴。其造梅浆法：用乌梅并取核中仁，碎之，以少蜜内，熟汤调之。《千金月令》

六月，可以饮木瓜浆。其造木瓜浆法：用木瓜削去皮，细切，以汤淋之，

加少姜汁，沉之井中，冷以进之。_{同上}同上

六月，勿食泽水，令人病鳖瘕。《四时纂要》

六月，食韭，目昏。《千金方》

六月，勿食脾，乃是季月，土旺在脾故也。同上

六月，勿食茱萸，伤神气。同上

六月，勿食羊肉，伤人神气。同上

六月，勿食鸷肉，伤人神气。同上

六月，勿食雁肉，伤人神气。同上

季夏，增咸减甘，以资肾脏，是月肾脏气微，脾脏绝王，宜减肥厚之物，宜助肾气，益固筋骨，切慎贼邪之气，勿沐浴后当风，勿专用冷水浸手足，慎东来邪风，犯之令人手瘫缓，体重气短，四肢无力。《云笈七签》

季夏，勿食羊血，损人神魂，少志健忘。勿食生葵，必成水癖。同上

夏季月末一十八日，省甘增咸，以养肾气。《千金方》

夏季月，食露葵者，犬噬终身不瘥。《四时纂要》

夏季之月土王时，勿食生葵菜，令人饮食不消化，发宿病。《千金方》

暑月，不可露卧。《琐碎录》

暑月，极热，扇手心，则五体俱凉。同上

造酱于三伏内，黄道日浸豆，黄道日蒸拌黄，忌妇人见，即无蜗虫。同上

六月伏日并作汤饼，名为辟恶。《荆楚岁时记》

伏日，切不可迎妇，妇死已不还家。《四时纂要》

三伏日，宜服肾沥汤，治丈夫虚羸，五劳七伤，风湿，肾脏虚竭，耳聋目暗。其方用：

干地黄_{六分}六分 黄芪_{六分}六分 白茯苓_{六分}六分 五味子_{四两}四两 羚羊角屑_{四两}四两 桑螵蛸_{四两，破，炙}四两，破，炙 地骨皮_{四两}四两 桂心_{四两}四两 麦门冬_{去心，五分}去心，五分 防风_{五分}五分 磁石_{十二分，碎如棋子，洗至十数遍，令黑汁尽}十二分，碎如棋子，洗至十数遍，令黑汁尽 白羊肾_{一具，猪亦得，去脂膜如柳叶，切}一具，猪亦得，去脂膜如柳叶，切

上以水四大升，先煮肾，耗水升半许，即去水上肥沫等，去肾滓，取肾汁煎诸药。取火大合，绞去滓澄清，分为三服，三伏日各服一剂，极补虚。复治丈夫百病，药亦可以随人加减。忌大蒜、生葱、冷陈滑物，平旦空心服之。此出《四时纂要》。又按，《千金方》云：夏大热则服肾沥汤三剂，百病不生。

卷下

七月

七月七日，勿念恶事，仙家大忌。《白云先生杂忌》

七月七日，取麻勃一升、人参半升，合蒸，气尽，令遍服一刀圭，令人知未然之事。《四时纂要》

七月七日，取商陆根细切，以玄水渍之三日，阴干，可治为末，服方寸匕，以水服下，日三服。百日伏尸尽下，出如人状，醮埋之，祝曰：伏尸当属地，我当属天，无复相召即去，随故道无还顾，常先服之，禁一切血、肉、辛菜物。《云笈七签》

七月七日，取菖蒲，酒服三方寸匕，饮酒不醉，好事者服之获验。不可犯铁，若犯之令人吐逆。《千金方》

七月七日，采松子，过时即落不可得，治服方寸匕，日三四，一云一服三合。百日身轻，二百日行五百里，绝谷服，升仙。得饮水，亦可和脂服之，丸如梧桐子大，服十丸。同上

七月七日午时，取生瓜叶七枚，直入北堂，面向南立，以拭面，䵷即当灭矣。《淮南子》

七月七日，取乌鸡血，和三月三日桃花末，涂面及遍身，二三日肌白如玉。《太平御览》

七月七日，采守宫阴干，合以井花水，和涂女身有文章，如以丹涂之，涂不去者不淫，去者有奸。此出《淮南万毕术》。又按，《博物志》曰：蝘蜓以器养之，食以朱砂，体尽赤，所食满七斤，捣万杵，以点女人支体，终身不灭，故号曰守宫。又按，《万毕术》曰：守宫饰女臂，有文章。取守宫新合阴阳已，牝牡各一，藏之瓮中，阴百日以饰女臂则生文章，与男子合阴阳，辄灭去。

七月七日，其夜洒扫于庭，露施几筵，设酒脯时果，散香粉于筵上，以祈牵牛织女。见大汉中有奕奕白气，有光耀五色，以此为征应。见者便拜而愿乞富，乞寿，无子乞子，惟得乞一，不得兼求。二年乃得言之，颇有受其祚者。《风土记》

七月七日，取赤小豆，男吞一七粒，女吞二七粒，令人毕岁无病。《韦氏月录》

七月七日，晒曝革裘，无虫。同上

七月七日，取蜘蛛网一枚，着衣领中，令人不忘。此出《四时纂要》。又按《墨子秘录》云：七夕日取蜘蛛，阴干，内衣领中，令人不忘记事多。

七月七日，取苦瓠瓤白，绞取汁一合，以酢一升，古钱七文，和渍，微火煎之减半，以沫内眼眦中，治眼暗。《千金方》

七夕日，取乌鸡血点涂手面，三日烂白如玉。傅身亦三日，以温汤浴之。《墨子秘录》

七夕日，取露蜂蛹子百枚，阴百日令干，碾末，用蜜和涂之，可除鼾黡。同上

七夕日，取萤火虫二七枚，捻发自黑矣。同上

七夕日，取百合根熟捣，用新瓦器盛，密封，挂于门上，挂阴干百日，拔白发，用药搽之即生黑发矣。同上

七夕日，取萤火虫、虾蟆、端午日鼠胆、伏翼和，服半寸匕，三七日见鬼，可与语，指伏宝矣。同上

七夕日，取赤腹蜘蛛于屋下，阴百日干，取涂足，可行水上矣。同上

七月十一日，取枸杞菜煮作汤沐浴，令人光泽，不病不老。《云笈七签》

七月十五日中元日，可行道建斋，修身谢过。《正一修真旨要》

七月十五日，取佛座下土，着脐中，令人多智也。《四时纂要》

七月十五日，收赤浮萍，用筲箕盛故，桶盛水，晒干为末。遇冬雪，寒水调三钱服，又用汉椒末抹浮萍擦身上，则热不畏寒。诗云：不傍江津不傍岸，用时须用七月半，冷水里面下三钱，假饶铁人也出汗。《琐碎录》

当以七月十六日，去手足爪，烧作灰服之，即自灭消九虫，下三尸。《云笈七签》

七月二十二日，沐，令发不白。《四时纂要》

七月二十五日，浴，令人长寿。同上

七月二十五日早食时沐浴，令人进道。《云笈七签》

七月二十八日，拔白，终身不白。《四时纂要》

七月丑日，取富家中庭土泥灶，令人富，勿令人知。此出《本草》。又按，《墨子秘录》云：七月内取富家田中土涂灶，大富也。

七月，食莼，上有蠋虫，害人。《白云先生杂记》

七月，食蓴，损目。同上

七月，收角蒿，置毡褥、书籍中，辟蛀虫。《四时纂要》

七月之节，宜出衣服、图书以暴之。《千金月令》

七月，勿食獐苈，作蜣虫。《千金方》

七月，勿食茱萸，伤神气。同上

七月，勿食生蜜，令人暴下发霍乱。同上

七月，勿食菱肉，动气。《本草》

七月，勿食雁，伤神。《孙真人食忌》

立秋日人未动时，汲井花水，长幼皆呷之。《吕公岁时杂记》

立秋日，以秋水下赤小豆，云止赤白痢。同上

立秋太阳未升，采楸叶，熬为膏，傅疮疡立愈，谓之楸叶膏。《琐碎录》

立秋日，不可浴，令人皮肤粗燥，因生白屑。同上

立秋后五日，瓜不可食。《千金月令》

入秋，小腹多冷者，用古砖煮汁服之，主哕气，又令患处熨之三五度，差。《本草》

七月中，暑气将伏，宜以稍冷为理，宜食竹叶粥。其竹叶粥法：取淡竹叶一握，栀子两枚切，熬以水煎，澄取渍，即细渐粳米，研取泔，下米于竹叶栀子汁中，旋点泔煮之，候熟下盐花，进之。《千金月令》

秋服黄芪等丸一两剂，则百病不生。《千金方》

秋不可食诸肺。《金匮要略方》

立秋后，宜服张仲景八味地黄丸，治男子虚羸，百疾众所不疗者。久服轻身不老，加以摄养则成地仙。其方用：

干地黄半斤　干薯药四两　白茯苓二两　牡丹皮二两　泽泻二两　附子炮，二两

肉桂一两　山茱萸四两

汤炮五遍捣筛，蜜为丸如梧桐子大，每日空腹酒下二十丸。如稍觉热，即大黄丸一服通轻，尤妙。此出《四时纂要》。又按，《养生论》内一味用熟干地黄。

秋三月，早卧早起，与鸡俱兴。《黄帝素问》

秋七十二日，省辛增酸，以养肝气。《千金方》

秋日宜足脑俱冻。《云笈七签》

凡卧，秋欲得头向西，有所利益。同上

秋初夏末，热气酷甚，不可于中庭脱露身背，受风取凉。五脏俞穴并会于背，或令人扇风，或揎露手足，此中风之源。若初染诸疾，便宜服八味丸，大能补理腑脏，驱御邪气。仍忌三白，恐冲克药性。出《四时养生论》，其八味圆方已具在前，唯前方用干地黄，此方用熟干地黄。

八月

八月一日已后即微火暖足，勿令下冷无生意。《千金方》

弘农邓绍八月朝入华山，见一童子以五色囊承取柏叶下露，露皆如珠子，亦云赤松先生，取以明目。今八月朝作眼明囊也。《续齐谐记》

八月三日，宜浴。《四时纂要》

八月四日，勿市附足物，仙家大忌。同上

八月七日，沐，令人聪明。同上

八月八日，以枸杞菜煮作汤沐浴，令人光泽，不病不老。《云笈七签》

八月八日，不宜眠。《千金月令》

八月十日，四民并以朱点小儿头，名为天灸，以厌疾也。《荆楚岁时记》

八月十九日，拔白，永不生。《四时纂要》

八月二十二日，日出时沐浴，令人无非祸。《云笈七签》

八月二十日，宜浴。《四时纂要》

八月辰日，施钱一文，日倍还富贵。《墨子秘录》

八月，可食韭，并可食露葵。《千金月令》

八月，勿食生蒜，伤人神，损胆气。《食医心镜》

八月，勿食葫，伤人神，损胆气，令人喘悸，胁肋气急。《千金方》

八月，勿食姜，伤人神，损寿。同上

八月，勿食猪肺及饴，和食之，至冬发疽。同上

八月，勿食鸡肉，伤人神气。同上

八月，勿食雉肉，损人神气。同上。又云：八月建酉日，食雉肉令人短气。

八月，食獐肉，动气。《本草》

八月，勿食芹菜，恐病蛟龙症，发则似癫，面色青黄，小腹胀。同上

八月，行途之间勿饮阴地流泉，令人发疟瘴，又损脚令软。同上

仲秋，宜增酸减辛，以养肝气，无令极干，令人壅。《云笈七签》

八月，勿食生蜜，多作霍乱。同上

八月，勿食生果子，令人多疮。同上

仲秋，肝脏少气，肺脏独王，宜助肝气，补筋养脾胃。同上

八月，起居以时，勿犯贼邪之风，勿增肥腥，令人霍乱。同上

八月，勿食鸡子，伤神。《四时纂要》

八月，宜合三勒浆，非此月则不佳矣。其法用诃梨勒、毗梨勒、庵摩勒，以上并和核用，各三两。捣如麻豆大，用细白蜜一斗，以新汲水二斗熟调，投干净五斗瓷瓮中，即下三勒末，熟搅，数重纸密封，三四日开，更搅。以干净绵拭去汗，候发定即止，但密封。此月一日，合满三十日即成。味至甘美，饮之醉人，消食下气。同上

八月，阴气始盛，冷疾者宜以防之。《千金月令》

八月，采楮实，水浸去皮瓤，取中子，日干。仙方单服其实，正赤时，取中子阴干筛末，水服二钱匕，益久乃佳。《本草图经》

八月前，每个蟹腹内有稻谷一颗，用输海神。待输芒后过八月方食，未经霜有毒。《食疗本草》

秋分之日，不可杀生，不可以行刑罚，不可以处房帷，不可吊丧问疾，不可以大醉，君子必斋戒，静专以自检。《千金月令》

九月

九月九日，采菊花与茯苓、松柏脂丸服，令人不老。《太清诸草木方》

九月九日，俗以茱萸插房头，言辟恶气而御初寒。《周处风土记》

九月九日，佩茱萸，食饵，饮菊花酒，令人长寿。《西京杂记》

九月九日，以菊花酿酒，其香且治头风。《吕公岁时杂记》

九月九日，天欲明时，以片糕搭儿头上，乳保祝祷云：如此云百事皆高也。同上

九月九日，收枸杞浸酒饮，不老，亦不发白，兼去一切风。《四时纂要》

九月九日，菊花暴干，取家糯米一斗蒸熟，用五两菊花末溲拌，如常酝法，多用细面曲为，候酒熟即压之去滓，每一暖小盏服，治头风头旋。《圣惠方》

九月九日，真菊花末饮服方寸匕，治酒醉不醒。《外台秘要方》

九月九日，勿起床席。《金书仙志戒》

九月十六日，老子拔白日。《真诰》

九月十八日，忌远行，不达其所。《云笈七签》

九月二十日，宜斋戒，沐浴，净念，必得吉事，天佑人福。同上

九月二十日，鸡三唱时沐浴，令人辟兵。同上

九月二十一日，取枸杞菜煮作汤沐浴，令人光泽，不病不老。同上

九月二十八日，宜浴。《四时纂要》

九月之节，始服夹衣，阴气既衰，阳气未伏，可以饵补修之药。《千金月令》

九月中，宜进地黄汤。其法：取地黄净洗，以竹刀子薄切，暴干，每作汤时，先微火熬碾为末，煎如茶法。同上

九月，食姜，损目。此出《千金方》。又曰：九月勿食姜，伤人神，损寿。

九月，勿食脾，乃是季月，土旺在脾故也。同上

九月，勿食犬肉，伤人神气。同上

九月，食霜下瓜，血必冬发。此出《本草》，又孙真人云：食霜下瓜，或反胃病。

九月，食獐肉，动气。同上

州县城及人家，九月内于戌地开坎深三尺以上，埋炭五斤，或五十斤，或五百斤，戌火墓也，自然无火灾。《千金方》

秋季月末一十八日，省甘增咸，以养胃气。同上

秋季之月土旺时，勿食生葵菜，令人饮食不化，发宿病。同上

季秋节，约生冷，以防厉疾。勿食诸姜，食之成痼疾；勿食小蒜，伤神损寿，魂魄不安；勿食菜子，损人志气；勿以猪肝和饧同食，至冬成嗽病，经年不差；勿食鸦雉等肉，损人神气；勿食鸡肉，令人魂不安，魄惊散。《云笈七签》

季秋，肝脏气微，肺金用事，宜增酸以益肝气，助筋补血以及其时。同上

九月十日，取章陆根三十斤，净洗，粗切长二寸许，勿令中风也。绢囊尽盛，悬屋北六十日，阴燥为末，以方寸匕水服之，旦先食服。十日见鬼，六十日使鬼取金银宝物，作屋舍，随意所欲。八十日见千里。百日身飞行，登风履云，肠化为筋。久服成仙矣。同上

十月

十月一日，宜沐浴。《四时纂要》

十月四日，勿责罚人，仙家大忌。同上。又按，《云笈七签》云：十月五日勿责罚人也。

十月十日，宜拔白。同上

十月十三日，老子拔白日。《真诰》

十月十四日，取枸杞菜煮作汤沐浴，令人光泽，不病不老。《云笈七签》

十月十五日下元日，可行道建斋，修身谢过。《正一修真旨要》

十月十八日，鸡初鸣时沐浴，令人长寿。《云笈七签》

十月上亥日，采枸杞子二升，采时面东摘。生地黄汁三升，以好酒二升于

瓷瓶内浸二十一日，取出研，令地黄汁同浸，搅之，却以三重封其头，了更浸，候至立春前三日开。已过逐日空心饮一杯，至立春后，髭鬓变黑，补益精气，服之耐老，轻身无比。《经验后方》

十月上巳日，采槐子服之。槐者，虚星之精，去百病，长生通神。《太清草木方》

十月之节，始服寒服。《千金月令》

十月，宜进枣汤。其枣汤法：取大枣除去皮、核，中破之，于文武火上翻覆炙，令香，然后煮作汤。同上

十月，勿食猪肉，发宿疾。《白云先生杂记》

十月，勿食椒，损心伤血脉。《千金方》

十月，勿食生薤，令人多涕唾。同上

十月，勿食被霜菜，令人面上无光泽，眼目涩痛。同上

十月，不得入房，避阴阳，纯用事之月也。同上

十月，食獐肉动气。《本草》

冬七十二日，省咸增苦，以养心气。《千金方》

冬月，勿以梨搅热酒而饮，令头旋不可枝梧。《琐碎录》

冬不可食猪肾。《金匮要略方》

冬夜，伸足卧则一身俱暖。同上

冬夜卧，衣被盖覆太暖，睡觉张目，出其毒气，则永无眼疾。同上

凡卧，冬欲得头向西，有所利益。《云笈七签》

冬日宜温足冻脑。同上

孟冬，早卧晚起，必候天晓，使至温畅，无泄大汗，勿犯冰冻，温养神气，无令邪气外至。同上

冬不用枕冷物、铁石等，令人眼暗。同上

冬月，夜长及性热，少食温软物，食讫摇动令消，不尔成脚气。同上

冬月，食芋不发病，他时月不可食。《本草》

冬月，不宜多食葱。同上

冬三月，早卧晚起，必待日光。《黄帝素问》

冬服药酒两三剂，立春则止，终身常尔则百病不生。《千金方》

冬月，宜服钟乳酒，主补骨髓，益气力，逐湿。其方用：

干地黄八分　菖藤一升，熬，别烂捣　牛膝四两　五加皮四两　地骨皮四两

桂心二两　防风二两　仙灵脾三两　钟乳五两，甘草汤浸三日，以半升牛乳瓷瓶中浸

炊，于炊饭上蒸之，牛乳尽出，暖水净淘，洗碎如麻豆。

上诸药并细剉，布袋子贮，浸于三斗酒中，五日后可取饮，出一升清酒，量其药味即出，药起十月一日至立春止，忌生葱陈臭物。《四时纂要》

十一月

十一月十日、十一日，拔白永不生。《四时纂要》

十一月十一日，不可沐浴，仙家大忌。同上。并《云笈七签》。又按，《千金月令》云：十一日宜沐浴。

十一月十一日，取枸杞菜煮作汤沐浴，令人光泽，不病不老。《云笈七签》

十一月十五日，过夜半时沐浴，令人不忧畏。同上

十一月十六日，沐浴，吉。《四时纂要》

十一月，勿食龟鳖，令人水病。同上

十一月，勿食陈脯。同上。又按，《千金方》云：十一月勿食经夏臭脯，成水病、头眩、阴痿。

十一月，勿食鸳鸯，令人恶心。同上

十一月，勿食生菜，令人发宿疾。同上

十一月，勿食生薤，令人多涕唾。《千金方》

十一月，勿食鼠肉、燕肉，损人神气。同上

十一月，勿食虾蚌着甲之物。同上

十一月，食獐肉，动气。《本草》

十一月，阴阳争，冬至前后各五日，别寝。《四时纂要》

十一月，取章陆根净洗，粗切长二寸许，勿令中风也。绢囊尽盛，悬屋北六十日，阴燥为末，以方寸匕水服之，旦先食服。十日见鬼，六十日使鬼取金银宝物，作屋舍，随意所欲，八十日见千里，百日身飞行，登风履云，肠化为筋，久服成仙矣。《云笈七签》

仲冬，勿以炎火炙腹背；勿令猬肉，伤人神魂；勿食焙肉，宜减咸增苦，以助其神气；勿食螺蚌蟹鳖等物，损人志气，长尸虫；勿食经夏黍米中脯腊，食之成水癖疾。同上

仲冬，肾气正王，心肺衰，宜助肺安神，补理脾胃，无乖其时，勿暴温暖，切慎东南贼邪之风犯之，令人多汗，面肿腰脊强痛，四肢不通。同上

十一月之节，可以饵补药，不可以饵大热之药，宜早食宜进宿熟之肉。《千

金月令》

　　共工氏有不才子，以冬至日死，为疫鬼，畏赤小豆，故冬至日以赤小豆粥厌之。《四时纂要》

　　冬至日，钻燧取火，可去温病。《续汉书礼仪志》

　　冬至日，阳气归内，腹中热物入胃易消化。《养生要集》

　　冬至日，勿多言，一阳方生不可大用。《琐碎录》

　　每冬至日，于北壁下厚铺草而卧，云受元气。《千金方》

　　冬至日，取葫芦盛葱汁，根茎埋于庭中，到夏至发之，尽为水，以渍金、玉、银、青石，各三分，自消矣。曝令干，如饴，可休粮。久服神仙，名曰神仙消金玉浆，又曰金浆。《三洞要录》

　　仲冬之月，日短至，阴阳争，诸生荡。君子斋戒，处必掩身，身欲宁，去声色，禁嗜欲，安形性，事欲静，以待阴阳之定。《礼记》

十二月

　　十二月一日，宜沐浴。《云笈七签》

　　十二月二日，宜浴，去灾。《四时纂要》

　　十二月三日，宜斋戒、烧香、念仙。《云笈七签》

　　十二月七日，拔白，永不生。《四时纂要》

　　十二月八日，沐浴，转除罪障。《荆楚岁时记》

　　十二月十三日，夜半时沐浴，令人得玉女侍房。《云笈七签》

　　十二月十五日，沐浴，去灾。《四时纂要》

　　十二月二十三日，沐，吉。同上

　　十二月二十四日，床底点灯，谓之照虚耗也。《梦叶录》

　　十二月，勿食牛肉，伤人神气。《千金方》

　　十二月，勿食生薤，令人多涕唾。同上。又按，《云笈七签》云：季冬勿食生薤，增痰饮疾。

　　十二月，勿食蟹鳖，损人神气，又六甲食之，害人心神。同上

　　十二月，勿食虾蚌着甲之物。同上

　　十二月，勿食獐肉，动气。《本草》

　　十二月，勿食脾，乃是季月，土旺在脾故也。《千金方》

　　冬季之月土旺时，勿食生葵菜，令人饮食不化，发宿病。同上

冬季月末一十八日，省甘增咸，以养肾气。同上

季冬，去冻就温，勿泄皮肤大汗，以助胃气，勿甚温暖，勿犯大雪。是月肺脏气微，肾脏方王，可减咸增苦，以养其神，宜小宣不欲全补。是月众阳俱息，水气独行，慎邪风，勿伤筋骨，勿妄针刺，以其血涩，津液不行。《云笈七签》

季冬，勿食猪豚肉，伤人神气；勿食霜死之果菜，失人颜色；勿食自死肉，伤人神魂；勿食生椒，伤人血脉。同上

十二月癸丑日，造门，令盗贼不敢来。《墨子秘录》

十二月上亥日，取猪肪脂内新瓦器中，埋亥地百日，主痈疽，名胚脂，方家用之。又一斤脂着鸡子白十四枚，更良。《本草》

宣帝时阴子方者，腊日晨炊而灶神形见，子方再拜，以黄羊祀之。自是以后，暴至巨富。故后常以腊日祠灶。《搜神记》

岁暮腊，埋圆石于宅隅，杂以桃核七枚，则无鬼疫。《淮南万毕术》

腊夜，持椒三七粒卧井旁，勿与人言，投于井中，除温疫。《养生要术》

腊日，挂猪耳于堂梁上，令人致富。《四时纂要》

腊日，收猪脂，勿令经水，新器盛，埋亥地百日，治痈疽。此月收亦得。同上。又按，《孙真人食忌》云：腊月猪肪脂可煎膏用之。

腊日，取皂角烧为末，遇时疫，早起以井花水调一钱服之，必效，差。同上

腊月，勿歌舞，犯者必凶。《千金方》

腊月，空心用蒸饼卷板猪脂食之，不生疮疥，久服身体光滑。《琐碎录》

腊月，取猪脂四两悬于厕上，入夏一家即无蝇子。同上

腊日，取活鼠以油煎为膏，汤火疮灭瘢疵，极良。《本草图经》

腊后遇除日，取鼠头烧灰，于子地上埋之，永无鼠耗。《琐碎录》

腊月，好合药饵，经久不喝。《四时纂要》

腊月水日，晒荐席，能去蚤虱。《琐碎录》

腊月，收雄狐胆，若有人卒暴亡未移时者，温水微研，灌入喉即活，常须预备救人，移时即无及矣。《续传信方》

腊月，好合茵陈圆疗瘴气、时疫、温黄等。若岭表行，此药常须随身。其方用：

茵陈四两　大黄五两　豉心五合，熬令香　恒山三两　栀子仁三两熬　芒硝二两
杏仁三两，去皮尖，熟研后入之　鳖甲二两，炙去膜，酒及醋涂炙　巴豆一两，去皮心，熬，别研入之

上九味捣筛，蜜和为圆，初得时气三日，旦饮服五圆如梧桐子大。如人行十里，或利或汗或吐。或不吐不汗利等，更服一圆，五里久不觉，即以热饮促之，老小以意酌度。凡黄病、痰癖、时气、伤寒、痎疟、小儿热欲发痫，服之无不差。疗瘴神效，赤白痢亦效。春初一服，一年不病。忌人苋、芦笋。猪肉收瓶中，以蜡固瓶口，置高处，逐时减出。可三二年一合。《四时纂要》

腊月，取青鱼胆阴干，如患喉闭及骨鲠，即以胆少许口中含，咽津即愈。《齐人千金月令》

十二月暮日，掘宅四角各埋一大石，为镇宅，主灾异不起。《本草》

十二月三十日，取枸杞菜煮作汤沐浴，令人光泽，不病不老。此出《云笈七签》。又按，《四时纂要》云：三十日浴吉，去灾也。

十二月晦日前两日，通晦三日，斋戒，烧香静念，仙家重之。《四时纂要》

十二月晦日，日中悬屠苏沉井中，令至泥，正月朔日平晓出药，置酒中，煎数沸，于东向户中饮之。屠苏之饮先从小起，多少自在。一人饮，一家无疫，一家饮，一甲无疫。饮药酒得三朝还，滓置井中能仍岁饮，可世无病。当家内外有井，皆悉着药辟温气也。其方用：

大黄十六铢　白术十八铢　桔梗十五铢，去芦头　蜀椒十五铢，去目　桂心十八铢，去皮　乌头六铢，炮去皮脐　菝葜十二铢

上七味㕮咀，绛袋盛之。出《和剂局方》。一方又有防风一两，去芦头。

岁暮日，合家发投井中，咒曰：敕使某甲家口眷竟年不患伤寒，辟却五瘟鬼。《墨子秘录》

岁除夜，积柴于庭，燎火辟灾而助阳气。《四时纂要》

岁除夜，空房中集众，烧皂角，令烟不出，眼泪出为限，亦辟疫气。《吕公岁时杂记》

除夜，戒怒骂婢妾，破坏器皿，仍不可大醉也。《琐碎录》

岁除夜，集家中所不用药，焚之中庭，以辟疫气。《吕公岁时杂记》

除夜，神佛前及厅堂、房闱，皆明灯至晓，主家室光明。《琐碎录》

岁夜，于富家田内取土泥灶，主招财。同上

岁除夜四更，取麻子、小豆各二七粒，家人发少许，投井中，终岁不遭伤寒、温疫。《鱼龙河图》

除夜五更，使一人堂中向空扇，一人问云：扇甚？底答云：扇蚊子。凡七问乃已，则无蚊虫也。《琐碎录》

寿亲养老新书（节选）

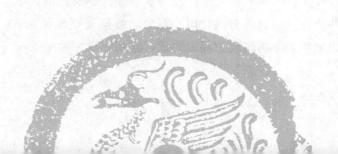

导 读

成书背景

《寿亲养老新书》是我国现存较早的老年养生保健及老年病防治专著。该书约成书于元成宗大德十一年（1307）。卷一《养老奉亲书》为陈直所撰。卷二至卷四为邹铉增补。据本书卷四及有关方志记载，邹铉出身于官宦世家。这样的官宦背景，自然奠定了邹家累世繁华的基础，以致邹铉能"楼居高明，剩有园池""青山流水，竹色花香"。在这种优沃的生活条件下，追求养生长寿，自然也是情理之中的事。

邹铉之家也是一个长寿家族，邹家寿基世积，邹铉之高祖母江氏、高叔祖母上官氏，都"年高九十，备极荣养"。而邹铉自己也70多岁仍身体健朗，反应矫捷，被人称为"不老地行仙"。这种世代长寿，固然有子孙之养的功劳，但根本的因素在于老人懂得自养之道。为此，邹铉特别推崇陈直的《养老奉亲书》，不仅自号敬直老人，而且还在陈直原书的基础上，绅绎有年，增补扩充，厘为3卷，使其内容更为完备，愈益精详。邹铉续书的根本目的无外是要将陈直《养老奉亲书》已经取验于邹家的养老之道推广普及，正如危彻孙序所言："盖是书验于公家久矣。兹复不私其验，绣诸梓而公之，且拳拳导夫人以自养之说。夫能知自养之养，而后能安享子孙之养。"当然，这也是邹铉仁爱济世的体现。

作者生平

陈直，宋代人，生平不详，仅知曾为承奉郎，于宋神宗元丰年间（1078—1085）为泰州兴化（今江苏省兴化市）县令。著有《养老奉亲书》一书，此书可谓迄宋代以来集老年病防治学说之大成，是我国现存最早的一部中医老年病学专著。

邹铉，元代人，字冰壑，福建泰宁（今福建省泰宁县）人，生平不详，仅知其曾为总管，官中都。据《补元史艺文志》记载，元代邹铉的高祖叔祖等用《养老奉亲书》之法进行养生保健，皆年过九十。邹铉本人亦非常注重保养，敬重陈直，在其晚年自号敬直老人。他总结自己一生的经验体会，在订正、完善《养老奉亲书》一卷的基础上，扩编增补其二、三、四卷，重新定名为《寿亲养老新书》。该书约成书于元成宗大德十一年（1307），距今已有700多年的历史，并传播朝鲜、日本等国。书中所倡导的老年人延年益寿内容对当今老龄化社会老年人的养生保健有重要的参考价值和借鉴作用。

学术特色

《寿亲养老新书》是一部关于老年人如何养生的佳作，"其言老人食治之方、医药之法、摄养之道，靡所不载"，内容十分丰富，特点也非常明显。

1. 重视老人饮食调摄

陈直在论述老年养生时，首重食疗，开篇即强调饮食调治。饮食进则水谷精气充盛，谷气充则气血旺盛，气血旺盛则筋力强健。可见饮食是滋养人体和维持生命活动的根本，是精气神的主要物质来源。老年人具有"真气耗竭，五脏衰弱"的生理特性，"厌于药而喜于食"的喜好脾性，故"凡老人有患，宜先食治，食治未愈，然后命药"。食疗是老年人养生之大要，饮食调治首先要重视脾胃，守护胃气。陈直认为："脾胃者，五脏之宗也。四脏之气，皆禀于脾，故四时皆以胃气为本。"其次，要注意饮食节度，生冷有节，饥饱有度。陈直指出："若少年之人，真元气壮，或失于饥饱，食于生冷，以根本强盛，未易为患。其高年之人，真气耗竭，五脏衰弱，全仰饮食以资气血，若生冷无节，饥饱失宜，调停无度，动成疾患……尊年之人，不可顿饱，但频频与食，使脾胃易化，谷气长存。若顿令饱食，则多伤满。"同时，食后可适度进行将息调理，以帮助食物消化。

全书养生方法主导思想提倡食疗优于药治，防病重于治病。食物与药物实质无异，食物也可治疗疾病。老人脾胃虚弱，须食温和之品，而食物相较于药物而言药性要弱一点，不至于药性太过而反伤及老人身体。

2. 重视老年四时调摄

重视老年四时调摄也是养老奉亲的核心内容。《饮食调治第一》云："凡人疾病，未有不因八邪而感。所谓八邪者，风寒暑湿饥饱劳逸也。"人之所以生病是由于人体自身与外部环境失调所致，故四时养老的总原则是执天道、法四时，即遵从天地阴阳、四季气候变化的规律，合理安排饮食起居，并适时进行精神调摄，预防时令病的发生。在饮食上，春季肝气盛宜"减酸益甘，以养脾气"，少食冷肥僻黏之物；夏季心气旺宜"减苦增辛，以养肺气"，少食生冷之物；秋季肺气足宜"减辛增酸，以养肝气"，少食新谷易动人宿疾；冬季肾气足宜"减咸增苦，以养心气"，少食炙煿燥热之物。在起居方面，春宜慎衣着，不可顿减棉衣；夏宜慎暑毒，不可纵意当风，纳凉受邪；秋宜慎风雨，以防发宿患；冬宜避霜威，以防感外疾。在精神调摄方面，春宜抒怀畅气，以快其意；夏宜洁雅静心，以物悦情；秋宜多方诱说，役其心神，以忘秋思；冬宜居处密室，以藏真阳。

3. 重视老人精神调摄

老人应该培养一些兴趣爱好，参与适当的娱乐活动，以充实时日，排解忧愁。"有好书画者，有好琴棋者，有好赌扑者，有好珍奇者，有好药饵者，有好禽鸟者，有好古物者，有好佛事者，有好丹灶者"。老年人通过发展自己的兴趣，转移注意力，保持乐观的生活态度，实现老有所乐。

4. 重视老人家庭奉养

古往今来，赡养老人是中华民族的优秀传统。扶持照顾高龄或失能老人，使其安度余生，既是子女的孝心所在，也是每个家庭应该承担的社会责任。陈直以道德礼法来引导子女如何奉养老人，提出人要"以纯孝之心，竭力事亲，无终始不及之理"，要尽到关爱、赡养的责任。至于孝养的方法，陈直指出："若衣食丰备，子孙勤养，承顺慈亲，参行孝礼，能调其饮食，适其寒温，上合神灵，下契人理，此顺天之道也……奉亲之道，亦不在日用三牲，但能承顺父母颜色，尽其孝心，随其所有，此顺天之理也。其温厚之家，不可慢于老者，尽依养老之方，励力行之。其贫下阙乏之家，养老之法，虽有奉行之心，而无奉行之力者，但随家丰俭，竭力于亲，约礼设具，使老者知其馨力奉亲而止。"在陈直看来，无论是温厚之家，还是贫下阙乏之家，养老之法无外是随其丰俭，励力而行，使老人知其馨力侍奉而已。关键在于尽到孝心，量力而行。

5. 重视老年日常护理

老年人凡行住坐卧，宴处起居，皆以安全舒适为宜。对居住环境提出卧室要冬暖夏凉，床铺比通常低 1/3；枕头宜低而长，"低则寝无鳞风，长则转不落枕"；坐椅比通常略低，且需"左右置栏围，以免闪侧之伤"；衣服不宜宽长，"长则多有蹊绊"，宽则"风寒易中"。

年老之人"心力倦怠，精力耗短"，必须"竭力将护，以免非横之虞"。老年人机体功能逐渐衰弱，容易疲劳，坐则成眠，应尽可能做些力所能及的脑力或体力活动，尤其应当注意劳逸适度。春天气候时寒时暖，老人不可顿减绵衣，待天气暖和可约上亲朋好友游园登高，以畅生气；夏天天气炎热，不宜睡太久，最好能居虚堂净室、开阔凉快之地以避暑邪；秋冬两季，应尽量"早眠晚起，以避霜威"。

6. 丰富老年自养之术

正是基于老年自养之道的重视，邹铉增补了大量老年自我保养的方法。有精神情志调摄的，如养性、保养、安乐游山等；有药食服饵的，如晨朝补养药糜法、茶酒汤水及服药贮药等；有种植与食品加工的，如种植芸香、枸杞、甘菊、黄精、百合及加工果脯、菜齑等；有器物收藏把玩的，如收画置琴、储物记事等；有待人接客之道的，如延方士名衲、肃客相访等；有自我按摩的，如擦涌泉、擦肾俞等。此外，还增补了大量延缓衰老、食养食治的方法，如诸酒、诸煎，包括妇人小儿食治方等，使全书食疗的内容更为丰富多彩。

序

寿亲养老之事，著于诸儒记礼之书备矣。然自后世观之，则犹有未备焉者。何也？二帝三王之世，风气浑沦，人生其间，性质醇厚，故能平血气于未定方刚之际，全筋力于欲衰将老之时。人子之爱其亲，因其康强，加以奉养，为之安其寝处，时其旨甘，娱其耳目心志，即可使之燕佚怡愉，全生而益寿。则《礼经》所载，谓之备可矣。后世太朴日漓，真元日散，七情为沴，六气乘之，壮或夭伤，老宜尪弱，孝子慈孙，服勤左右，寝膳调娱之外，尤不能不唯疾之忧。而求之《礼经》，则不过曰痛痒抑搔而已。若秦越人过雒之所为医，曾未见之省录，顾得谓之备欤？

孝哉，陈令尹，乃能辑是书于千数百年之后，而特详于医药治疗之方。凡为四时调摄，食治备急，合二百三十有三焉，斯亦备矣。吾樵乡先哲太师文靖邹公之曾孙，敬直翁铉，推老老亲亲之念，绅绎是书有年，犹恨其说之未备也。则又广集前修嘉言懿行，奇事异闻，与夫药石、膳羞、器服之宜于佚老者，厘为三卷。而方论所述，愈益精详，是书始大备。吾闻乔木故家，寿基世积。翁之高祖、叔祖、二母夫人，皆年高九十，备极荣养。今翁亦希年矣！桂子兰孙，盈庭戏彩，青山流水，竹色花香，鸠杖鹦杯，苍颜玄鬓，见者谓不老地行仙。盖是书验于公家久矣。兹复不私其验，绣诸梓而公之，且拳拳导夫人以自养之说。夫能知自养之养，而后能安享子孙之养，此吾于续书重叹翁用心之仁也。仁者必寿，繇是八十而师，九十而相，百岁而定律令，百世而与谋，衍而为商大夫之八百。曾元而下，家庆一堂。是书之验，将千岁之日至而未止也。《诗》曰："永锡尔类"。又曰："永锡难老"。请为翁三诵之。

时大德丁未中元樵西麓危彻孙序

饮食调治第一

主身者神，养气者精，益精者气，资气者食。食者，生民之天，活人之本也。故饮食进则谷气充，谷气充则气血盛，气血盛则筋力强。故脾胃者，五脏之宗也。四脏之气，皆禀于脾，故四时皆以胃气为本。《生气通天论》云：气味，辛甘发散为阳，酸苦涌泄为阴。是以一身之中，阴阳运用，五行相生，莫不由于饮食也。

若少年之人，真元气壮，或失于饥饱，食于生冷，以根本强盛，未易为患。其高年之人，真气耗竭，五脏衰弱，全仰饮食以资气血，若生冷无节，饥饱失宜，调停无度，动成疾患。

凡人疾病，未有不因八邪而感。所谓八邪者，风、寒、暑、湿、饥、饱、劳、逸也。为人子者，得不慎之？

若有疾患，且先详食医之法，审其疾状，以食疗之。食疗未愈，然后命药，贵不伤其脏腑也。

凡百饮食，必在人子躬亲调治，无纵婢使慢其所食。

老人之食，大抵宜其温热熟软，忌其黏硬生冷。每日晨朝，宜以醇酒先进平补下元药一服，女人则平补血海药一服，无燥热者良。寻以猪羊肾粟米粥一杯压之，五味、葱、薤、鹑臛等粥皆可。至辰时，服人参平胃散一服，然后次第以顺四时软熟饮食进之。食后，引行一二百步，令运动消散。临卧时，进化痰利膈人参半夏丸一服。

尊年之人，不可顿饱，但频频与食，使脾胃易化，谷气长存。若顿令饱食，则多伤满，缘衰老人肠胃虚薄，不能消纳，故成疾患。为人子者，深宜体悉，此养老人之大要也。

日止可进前药三服，不可多饵。如无疾患，亦不须服药，但只调停饮食，自然无恙矣。

形证脉候第二

《上古天真论》曰：女子之数七，丈夫之数八。女子七七四十九，任脉虚，冲脉衰，天癸竭，地道不通。丈夫八八六十四，五脏皆衰，筋骨解堕，天癸尽，脉弱形枯。女子过六十之期，丈夫逾七十之年，越天常数。上寿之人，若衣食丰备，子孙勤养，承顺慈亲，参行孝礼，能调其饮食，适其寒温，上合神灵，下契人理，此顺天之道也。

高年之人，形羸气弱，理自当然。其有丈夫女子，年逾七十，面色红润，形气康强，饮食不退，尚多秘热者，此理何哉？且年老之人，痿痹为常，今反此者，非真阳血海气壮也。但诊左右手脉，须大紧数，此老人延永之兆也。老人真气已衰，此得虚阳气盛，充于肌体，则两手脉大，饮食倍进，双脸常红，精神强健，此皆虚阳气所助也。须时有烦渴膈热，大腑秘结，但随时以平常汤药，微微消解，三五日间，自然平复。常得虚阳气存，自然饮食得进。此天假其寿也。切不得为有小热，频用转泻之药通利，苦冷之药疏解。若虚阳气退，复归真体，则形气尪羸，脏腑衰弱，多生冷疾，无由补复。

若是从来无虚阳之气，一向惫乏之人，全在斟量汤剂，常加温补，调停馋粥，以为养治，此养老之先也。

性气好嗜第四

眉寿之人，形气虽衰，心亦自壮，但不能随时人事，遂其所欲。虽居温给，亦常不足。故多咨煎背执，等闲喜怒，性气不定，止如小儿。全在承奉颜色，随其所欲。严戒婢使子孙，不令违背。若性怒一作，血气虚弱，中气不顺，因而饮食，便成疾患，深宜体悉。常令人随侍左右，不可令孤坐独寝。缘老人孤僻，易于伤感，才觉孤寂，便生郁闷。

养老之法，凡人平生为性，各有好嗜之事，见即喜之。有好书画者，有好琴棋者，有好赌扑者，有好珍奇者，有好药饵者，有好禽鸟者，有好古物者，有好佛事者，有好丹灶者。人之僻好，不能备举。但以其平生偏嗜之物，时为寻求，择其精绝者，布于左右，使其喜爱，玩悦不已。老人衰倦，无所用心，若只令守家孤坐，自成滞闷。今见所好之物，自然用心于物上，日自看承戏玩，自以为乐，虽有劳倦，咨煎性气，自然减可。

宴处起居第五

凡人衰晚之年，心力倦怠，精神耗短，百事懒于施为，盖气血筋力之使然也。全借子孙孝养，竭力将护，以免非横之虞。凡行住坐卧，宴处起居，皆须巧立制度，以助娱乐。

栖息之室，必常洁雅，夏则虚敞，冬则温密。其寝寐床榻，不须高广，比常之制三分减一，低则易于升降，狭则不容漫风。裀褥厚藉，务在软平。三面设屏，以防风冷。其枕宜用夹熟色帛为之，实以菊花，制在低长。低则寝无罅风，长则转不落枕。其所坐椅音倚，宜作矮禅床样，坐可垂足履地，易于兴居，左右置栏，面前设几，缘老人多困，坐则成眠，有所栏围，免闪侧之伤。

其衣服制度，不须宽长。长则多有蹴绊，宽则衣服不着身。缘老人骨肉疏冷，风寒易中，若窄衣贴身，暖气着体，自然气血流利，四肢和畅。虽遇盛夏，亦不可令祖露，其颈连项，常用紫软夹帛，自颈后巾帻中垂下着肉，入衣领中至背甲间，以护腠理。尊年人肌肉瘦怯，腠理开疏，若风伤腠中，便成大患，深宜慎之。

贫富祸福第六

《经》曰：自天子至于庶人，孝无终始，而患不及者，未之有也。人子以纯孝之心，竭力事亲，无终始不及之理，惟供养之有厚薄，由贫富之有分限。人居富贵，有奉于己而薄于亲者，人所不录，天所不容，虽处富贵而即贫贱也。人虽居贫贱，能约于己而丰于亲者，人所推仰，天所助与，虽处贫贱而即富贵也。作善降之百祥，作不善降之百殃。善莫大于孝，孝感于天，故天与之福，所以虽贫贱而即富贵也。罪莫大于不孝，不孝感于天，故天与之祸，所以虽富贵而即贫贱也。善恶之报，其犹影响，为人子者，可不信乎？

奉亲之道，亦不在日用三牲，但能承顺父母颜色，尽其孝心，随其所有，此顺天之理也。其温厚之家，不可慢于老者，尽依养老之方，励力行之。其贫下阙乏之家，养老之法，虽有奉行之心，而无奉行之力者，但随家丰俭，竭力于亲，约礼设具，使老者知其罄力事奉而止。将见孝心感格，阴灵默佑。如姜诗之跃鲤，孟宗之泣笋，无非孝感所致，此行孝之明验也。

虑孝子顺孙，有窘乏不能依此法者，意有不足，故立此贫富祸福之说以齐之。

戒忌保护第七

人，万物中一物也，不能逃天地之数。若天癸数穷，则精血耗竭，神气浮弱，返同小儿，全假将护以助衰晚。

若遇水火兵寇非横惊怖之事，必先扶侍老人于安稳处避之，不可喧忙惊动。尊年之人，一遭大惊，便致冒昧，因生余疾。凡丧葬凶祸，不可令吊；疾病危困，不可令惊；悲哀忧愁，不可令人预报；秽恶臭败，不可令食；黏硬毒物，不可令餐；敝漏卑湿，不可令居；卒风暴寒，不可令冒；烦暑燠热，不可令中；动作行步，不可令劳；暮夜之食，不可令饱；阴雾晦暝，不可令饥；假借鞍马，不可令乘；偏僻药饵，不可令服；废宅欹宇，不可令入；坟园冢墓，不可令游；危险之地，不可令行；涧渊之水，不可令渡；暗昧之室，不可令孤；凶祸远报，不可令知；轻薄婢使，不可令亲；家缘冗事，不可令管。若此事类颇多，不克备举。但人子悉意深虑，过为之防，稍不便于老人者，皆宜忌之，以保长年。常宜游息精蓝崇尚佛事，使神识趣向，一归善道，此养老之奇术也。

四时养老总序第八

《四气调神论》曰：阴阳四时者，万物终始，死生之本也。逆之则灾害生，从之则苛疾不起，是谓得道。春温以生之，夏热以长之，秋凉以收之，冬寒以藏之。若气反于时，则皆为疾疠，此天之常道也。顺之则生，逆之则病。《经》曰：观天之道，执天之行，尽矣。人能执天道生杀之理，法四时运用而行，自然疾病不生，长年可保。

其黄发之人，五脏气虚，精神耗竭，若稍失节宜，即动成危瘵。盖老人勤惰，不能自调，在人资养以延遐算。为人子者，深宜察其寒温，审其馔药，依四时摄养之方，顺五行休王之气，恭恪奉亲，慎无懈怠。今集老人四时通用备疾药法，具陈于左。此方多用寒药，盖北人所宜。凡用药者，宜参处之。

四时通用男女老人方

治老人风热上攻，头旋运闷，喜卧，怔悸，起即欲倒，背急身强，**旋覆花散**女人通用：

旋覆花半两　前胡一两　麦门冬一两，去心　蔓荆子半两　白术三分　枳壳三分，去穰麸炒　甘菊花三分　半夏半两，姜汁煮　防风半两　大黄虚人者用石膏　独活半两　甘草半两

上为末，每服三钱，水一中盏，入姜半分，同煎至六分，去滓温服，不计时候。

老人补壮筋骨，治风走疰疼痛，并风气上攻下疰，**羌活丸**：

羌活　牛膝酒浴过，焙干　川练子　白附子　舶上茴香　黄芪去皮，剉　青盐巴戟去心　黑附子炮裂，去皮脐　沙苑白蒺藜

上件等份，一处捣罗为末，酒煮面糊为丸，如梧桐子大。每服十丸，空心，临卧盐汤下。看老少，加减服。

老人和脾胃气，进饮食，止痰逆，疗腹痛气，调中，**木香人参散**男子女人通用方：

木香半两　人参去芦头，半两　茯苓去黑皮，一分　白术半两，微炒　肉豆蔻去皮，一分　枇杷叶去毛，一分　厚朴去粗皮，用姜汁制　丁香半两　藿香叶一分　甘草半两，炙　干姜半两，炮　陈皮半两，汤浸去穰

上件一十二味，修事了，秤分两，捣罗为末。每服二钱，水一盏，入生姜钱一片、枣二枚，同煎至六分，去滓温服。此药老人常服合吃。

老人和脾胃气，治胸膈痃闷，心腹刺痛，不思饮食，**枳壳木香散**男子女人通用此方：

木香一两　神曲杵末，炒，四两　京三棱四两，炮　青橘皮去穰，三两　甘草三两，炮　益智去皮，三两　白芷一两　桂心三两　莪术三两，炮　白术微炒，二两　枳壳麸炒，炮

上件药，捣罗为末。每服二钱，水一盏，入生姜、盐各少许，同煎至七分，并滓热服。

解老人四时伤寒。**四顺散**男子女人通用此方：

麻黄去节　杏仁去皮　甘草炙　荆芥穗以上各等份

上同杵为末，每服一钱，入盐汤点热服。

治老人心脾积热，或流疰，脚膝疼痛，**黄芪散**男子女人通用：

黄芪　赤芍药　牡丹皮　香白芷　沙参　甘草炙　肉桂去皮　柴胡去苗　当归洗后炙

上件等份，捣罗为末。每服二钱，水一盏，姜三片，煎至五分，日进二服。春、冬每煎时，入蜜蒸瓜蒌煎半匙。忌黏食、炙爆等物。

橘皮煮散　益元气，和脾胃，治伤寒。此名**不换金散**。但心腹诸疾，并用疗之男子女人通用。

橘皮去穰，秤一两用　人参　茯苓　白术各一两　木香一分　干姜炮　官桂半两，去皮秤　槟榔一两，鸡心者用　草豆蔻二个，去皮　半夏一分，麸炒　厚朴半两，入姜一分，同杵碎，炒干　枳壳半两，去穰麸炒　诃黎勒五个，煨熟去核　甘草半两，炮

上件，捣罗为末。每服一大钱，水一盏，姜、枣同煎至七分，热吃，不问食前食后并宜服，忌如常。

治老人脏腑冷热不调，里急后重，阑门不和。**香白芷散**男子女人通用：

当归三钱，洗　香白芷三钱，洗　茯苓三钱，去皮　枳壳三钱，麸炒　木香一钱

上件为末。每服一钱。水半盏，生姜少许，同煎至四分，温服。

治老人大小便不通，**匀气散**通用：

生姜半两　葱一茎，和根、叶、泥用　盐一捻　豉三十粒

上件四味捣烂，安脐中，良久便通。

治老人小便不通。**地龙膏：**

白项地龙　茴香用时看多少

上件杵汁，倾于脐内，自然便通。

治老人脚膝疼痛，不能履地，**七圣散：**

杜仲　续断　萆薢　防风　独活　牛膝酒浸一宿　甘草以上各一两

上件为末，每服二钱，酒调下。

治老人脾胃一切病，**温白丸**，兼治脾不承受，吐逆，泻痢，及宿食不消方通用：

半夏二两，汤洗，姜汁浸　白术一两，炮　丁香一分

上件为末。用生姜自然汁，和飞面为糊，搜和前药末为圆，如梧桐子大。浓煎生姜汤下十圆，空心服。如腹痛并呕逆，食后服。

藁本散　治妇人血气，丈夫筋骨风，四肢软弱，及卒中急风，并寸白虫，但常服并皆攻治，或要出汗，解伤寒，汤使如后此方是孟相公进过。

藁本　牛膝酒浸一宿，焙干　当归　麻黄去节，以上各一两　羌活　独活　防
风　肉桂去粗皮秤　芍药　菊花　续断　五加皮　芎䓖　甘草　赤箭　枳壳麸炒，
去穰，以上各半两　黑附子大者一个，炮制，去皮脐　细辛一分，去叶秤

上件药一十八味，并须州土好者。使水洗过，细剉焙干，捣罗为末。空心
温酒下二钱。如不饮酒，薄荷汤下。发汗解伤寒热，葱白酒下二钱，并服三五
服为妙。

治老人风冷展筋骨**续断散**方：

续断一两　牛膝二两　芎䓖一两　木瓜二两

上为细末，空心时，温酒调下一大钱。

坠痰化涎，和脾胃，**人参半夏丸**：

半夏一两，生姜四两取汁，先以汤洗半夏七遍，浸三日后，于日内煎干，切作饼子，
焙干　白矾一两　人参一两　茯苓一两，去皮

上为末，以蒸饼水浸过，却用纸裹，煨熟为丸，如绿豆大。每日空心夜卧，
用淡生姜汤下十五丸。开胃口，姜枣汤下。风涎，用皂角一条、姜三片、萝卜
三片，同煎汤下。

治老人，暖食药，**丁香丸**，消食，治一切气闷，止醋心，腹胀，利胸膈，
逐积滞方男子妇人通用。

大乌梅一个，须是有裙襕者　巴豆一个，新肥者和皮用　香墨末，炒，半钱　拣
丁香五个，须是新者用　胡椒五粒，须是黑者　干漆末，炒半钱，先炒为末　桂花末
炒，半钱，香墨、干漆、桂花三味研入

上为末，用马尾罗子罗过，用醋面糊为剂，白中杵令匀，如绿豆大。温酒
下五丸至七丸，茶下亦得，或入蜡茶末抄三钱更妙。

香草散　治妇人气羸，肠寒便白，食伤积滞冷结，肠不成。温脾肺，活荣
生肌，进食，益冲任二经。

蔄茹　桔梗　白芷　当归　地榆　芍药　槟榔　白豆蔻各半两　麝香一钱

上为末，每服二钱，水一盏，姜、枣同煎，至数沸，通口食前，日进三服。

香枳汤　治老人大肠秘涩，调风顺气男子妇人通用。

枳壳去穰，麸炒　防风各一两　甘草半两，炙

上为末，每服二钱，百沸汤点服，空心，食前各一服。

治妇人男子久积虚败，壮元补血，**健胃暖脾**，止痰逆，消饮食，**北亭丸**：

北亭二两，去除砂石　阿魏半两，同硇砂研令细，醋化去沙石　川当归净洗去苗梢

用 厚朴去皮，姜汁炙令黄色 陈橘皮去穰用红 官桂去皮秤 干姜炮 甘草炙 川芎 胡椒拣好者 硇砂去皮用 大附子炮，去皮脐，以上各秤四两 茯苓二两 青盐二两，与硇砂、阿魏同醋研，去沙土 白术米泔水浸一宿，切作片子，焙干 五味子一两半，去沙土用之

上件，依法修事为末，将硇砂、阿魏、醋入面，看多少同煎稀糊，下药，更炼好蜜，同搜和拌匀，再入臼中，杵千百下，丸如酸枣大。每服一丸。空心，盐汤、茶、酒任下，嚼破。女人一切病患并宜服此。

治老人一切风，**乌犀丸**：

天麻二两 地榆一两 玄参一两 川乌头一两，炮制去皮 龙脑薄荷四两 藿香叶一两 皂角三挺，不蛀者，烧红入水中浸之 龙脑少许 麝香少许

上为末，炼蜜为膏，如皂子大。每服一丸，嚼吃。小儿半丸。已下，薄荷、茶酒调下。

镇心丸 养老人心气，令不健忘，聪耳明目方。

辰砂一两 桂一两 远志去心 人参以上各一两 茯苓二两 麦门冬去心 石菖蒲 干地黄各一两半

以上，除辰砂，并为末，合匀。

上炼蜜为丸，如桐子大。空心，薄荷酒吞下十丸至十五丸。留少朱砂为衣，益心气，养神，宜常服。

治老人脾肺客热，上焦滞痰，凉心、润肺、消壅，**枇杷叶散**王昉进，男子女人通用：

枇杷叶炙，去毛 人参 茯苓 白术 羌活 黄芪各一两 甘草炙 半夏汤洗去滑，切破焙干，各半两

上为末，每服二钱，水一盏，入生姜、薄荷，煎至七分。食后，临卧温服。

羌活散 治老人耳聋眼暗，头项腰背疼痛，浑身疮癣。此乃肾脏风所攻也。

羌活 枳壳麸炒，去穰 半夏浸汤七遍 甘草炙 大腹子 防风 桑白皮各等份

上为粗末，每服二钱，水一盏，生姜煎至七分，温服。早辰、日午时、临卧各一服。

搜风顺气，治老人百疾，**七圣丸**男子女人通用：

槟榔 木香 川芎 羌活 桂心各一两 郁李仁一两，去皮尖，炒令黄色 大黄一两，一分炒

上为末，炼蜜为丸，桐子大。不计时候，温酒下七丸。要利动，即加七丸。淡姜汤下亦得。

春时摄养第九

春属木，主发生，宜戒杀，茂于恩惠以顺生气。春，肝气王，肝属木，其味酸，木能胜土。土属脾主甘，当春之时，其饮食之味，宜减酸益甘，以养脾气。肝气盛者，调嘘气以利之。顺之则安，逆之则少阳不生，肝气内变。

春时阳气初升，万物萌发，正二月间，乍寒乍热。高年之人，多有宿疾，春气所攻，则精神昏倦，宿患发动。又复经冬已来，拥炉熏衾，唱炙饮热，至春成积，多所发泄，致体热头昏，膈壅涎嗽，四肢劳倦，腰脚不任，皆冬所发之疾也，常宜体候。若稍利，恐伤脏腑。别主和气凉膈化痰之药消解；或只选食治方中性稍凉、利饮食，调停与进，自然通畅。

若别无疾状，不须服药，常择和暖日，引侍尊亲于园亭楼阁虚敞之处，使放意登眺，用摅滞怀，以畅生气。时寻花木游赏，以快其意，不令孤坐独眠，自生郁闷。春时若亲朋请召，老人意欲从欢，任自邀游。常令嫡亲侍从。惟酒不可过饮；春时人家多造冷馔、米食等，不令下与；如水团兼粽，黏冷肥僻之物，多伤脾胃，难得消化，大不益老人，切宜看承。春时遇天气燠暖，不可顿减绵衣，缘老人气弱骨疏，怯风，冷易伤肌体。但多穿夹衣，遇暖之时一重渐减一重，即不致暴伤也。今具春时汤药如后。

春时用诸药方

治老人春时多昏倦，**细辛散**，明目，和脾胃，除风气，去痰涎。男子女人通用：

细辛一两，去土　芎二两　甘草半两，炙

上为末。每服一大钱，以水一盏，煎至六分，热呷，可常服。

治老人春时热毒，风攻颈项，头痛面肿，及风毒眼涩，**菊花散**：

菊花　前胡　旋覆花　芍药　玄参　苦参　防风各等份

上为末。食后临卧，用温酒调下三钱。不饮酒，用米饮调下亦得。

治老人春时头目不利，昏昏如醉，壮热头疼，有似伤寒，**惺惺丸**通用：

枯梗　细辛　人参　甘草　茯苓　栝蒌根　白术各一两

上为末，炼蜜为丸，如弹子大。每服一丸，温水化破。治头痛，药入口，当下便惺惺。

治老人春时，多偏正头疼，**神效方**通用：

旋覆花一两，焙　白僵蚕一两，炒　石膏一分，细研

上件为末，以葱煨熟，和根同杵为丸，桐子大。急痛，用葱茶下二丸。慢痛，不过二服。

治老人春时胸膈不利，或时满闷，**坠痰饮子**：

半夏不计多少，用汤洗十遍，为末　生姜一大块　枣七枚

上二味，以水二盏，药末二钱，慢火煎至七分，临卧时，去生姜频服。

老人春时，宜吃**延年草**，进食顺气御药院常合进，通用：

青橘皮四两，浸洗，去瓤　甘草二两，为细末　盐二两半，炒

上三味，先洗浸橘皮，去苦水，微焙，入甘草同焙干，后入盐。每早晨嚼三两叶子，通滞气大好。

治老人春时诸般眼疾发动，**黄芪散**，兼治口鼻生疮：

黄芪　川芎　防风　甘草　白蒺藜略炒，杵去尖，出火毒。以上各一两　甘菊花三分，不得用新菊

上净洗晒干，勿更近火，捣为末。每服二钱，早晨空心、日午、临卧各一服，干咽或米饮调下。暴赤风毒，泪昏涩痛痒等眼，只三服。三两日永效。内外障服，久服方退。忌房室、毒物、火上食。凡患眼，切不得头上针络出血，及服皂角、牵牛等药，取一时之快，并大损眼。

治老人春时，胸膈不利，痰壅气噎，及咽喉诸疾，**黍粘汤方**：

黍粘子三两，炒令香熟　甘草半两，炙

上为末，捣罗细末。每服一钱。食后、临卧，如常点之。

夏时摄养第十

夏属火，主于长养。夏，心气王，心主火，味属苦，火能克金。金属肺，肺主辛，其饮食之味，当夏之时，宜减苦增辛，以养肺气。心气盛者，调呵气以疏之。顺之则安，逆之则太阳不长，心气内洞。

盛夏之月，最难治摄。阴气内伏，暑毒外蒸，纵意当风，任性食冷，故人多暴泄之患。惟是老人尤宜保护。若檐下过道，穿隙破窗，皆不可纳凉。此为贼风，中人暴毒。宜居虚堂净室，水次木阴，洁净之处，自有清凉。

每日凌晨，进温平顺气汤散一服。饮食温软，不令太饱，畏日长永，但时复进之。渴宜饮粟米温饮、豆蔻熟水。生冷肥腻，尤宜减之。缘老人气弱，当夏之时，纳阴在内，以阴弱之腹，当冷肥之物，则多成滑泄，一伤正气，卒难补复，切宜慎之。若须要食瓜果之类，量虚实，少为进之。缘老人思食之物，若有违阻，意便不乐。但随意与之，才食之际，以方便之言解之，往往知味便休，不逆其意，自无所损。

若是气弱老人，夏至以后，宜服不燥热、平补肾气暖药三二十服，以助元气，若苁蓉丸、八味丸之类。

宜往洁雅寺院中，择虚敞处，以其所好之物悦之。若要寝息，但任其意，不可令久眠。但时时令歇，久则神昏，直召年高相协之人，日陪闲话，论往昔之事，自然喜悦，忘其暑毒，细汤名茶，时为进之，晚凉方归。谨选夏时汤药如后。

夏时用药诸方

治老人夏多冷气发动，胸膈气滞噎塞，脾胃不和，不思饮食，**豆蔻散**：

草豆蔻四两，以姜四两炒，香黄为度，和姜用　大麦蘖子十两，炒黄　神曲四两，炒黄　杏仁四两，去尖，炒熟　甘草四两，炙　干姜二两，炮制

上为末。每服一钱，如茶点之，不计时候服。

治老人，夏月宜服，平补下元，明目，**苁蓉丸**：

苁蓉四两　巴戟二两　菊花二两　枸杞子二两

上为末，炼蜜为丸，桐子大。每服，盐汤下二十丸。

治老人夏月暴发腹痛及泄泻，**木香丸**：

轻好全干蝎二十个，每个擘三两段子，于慢火上炒。令黄熟　拣好胡椒三百粒，生木香一分

上件同药捣为末，湿纸裹烧，粟米饭为丸，如绿豆大。如患腹痛，每服十五丸，煎灯心、陈橘皮，生姜汤下。大便不调及泄泻，每服十五丸，煎陈橘皮汤下。

治老人夏月脾胃忽生冷气，心腹胀满疼闷，泄泻不止，**诃子散**：

诃子皮五个　大腹五个，去皮　甘草半两，炙　白术半两，微炒　草豆蔻十四个，用面裹，烧令面熟黄，去面，并皮用　人参去芦头，半两

上为末。每服二钱，水一盏，入生姜少许，枣二个，同煎至六分，去滓温服。

治老人夏月因食冷，气积滞，或心腹疼痛等，宜常服：

京三棱三两，湿纸裹，煨熟透，别杵　蓬莪术二两，同上　乌药二两　益智去皮，二两　甘草三两，炙　陈橘皮二两，如乌药，用厚朴亦得

上为末。每服入盐点之，不计时候，一钱。

治老人，夏月宜服，**三圣丸**，祛逐风冷气。进食和胃，去痰滞、腰膝冷痛：

威灵仙净洗去土，拣择焙干，秤五两　干姜二两，炮制　乌头二两，炮制，去皮脐，秤

上件为末，煮枣肉为丸，如梧子大。每服十五丸至二十丸，温姜汤下。

治老人，夏月宜服平补**楮实丸方**，驻颜壮筋骨，补益元脏，疗积冷虚乏，一切气疾，暖胃进酒食，久服令人轻健。此神效方。

楮实半斤，轻杵去白及膜，拣择净，微微炒　鹿茸四两，茄子茸为上，其次亦得，净瓦上炙，令黄色；如无，则鹿角屑代之亦妙　大附子四两，炮，去皮脐，出火毒　怀州牛膝四两，去芦头，酒浸二宿，焙　紫巴戟四两，洗去心　金钗石斛四两，去根，拣净，细细切之　川干姜二两，炮制，急于新水内净过　肉桂二两，去粗皮

上件，八味为末。楮实子一味，用砂盆别研二日，令烂细后，旋入前药末同研，拌令细匀，入煮枣肉同研拌得所，方入铁臼，杵二千下，丸如桐子大。每服三十丸，温酒下。忌牛肉、豉汁。

治老人百疾，常服**四顺汤**：

神曲四两，入生姜四两去皮，一处作饼子，焙干　甘草一两半，炙黄　草豆蔻一两半，先炮熟，去皮，细剉用　大麦蘖子二两，炒香熟

上件为末，盐点之，一钱。

妇人年老，夏月平补血海，活血去风，**五倍丸**：

五倍子二两　川芎二两，剉细　菊花二两　荆芥穗二两　旋覆花二两

上为末，蜜为丸，如桐子大。每日空心，五更、晚食后盐汤、酒下十五丸。吃至半月，日觉见渐安，手足有力，眼目鲜明，进得饮食，大旺血海。请每一日三服。若见大段安乐，一日只吃一服，尤佳。

治老人脾胃弱，不思饮食，吐泻霍乱，**理中丸**：

人参　甘草　干姜　白术各等份

上为末，炼蜜为丸，桐子大。每服十五丸，食前服。

夏月消食和气，**橘红散**：

陈橘皮一斤半，汤浸洗五七度，用净巾拭干后，用生姜五两，取自然汁，拌橘皮令

匀，淹一宿，焙干，秤一斤　肉豆蔻半两　甘草五两

上，先将甘草寸截，用白盐五两，一处同炒，候盐红色、甘草赤色为度，一处为末，如茶点之。

夏月平胃，补老人元脏虚弱，腑气不顺，壮筋骨，益颜容，固精髓，八仙丸：

泽泻三两　茯苓二两，去粗皮　牡丹三两　官桂二两　附子三两，炮，去皮脐生干地黄八两，洗干，杵　山茱萸四两　干薯药四两，微炒炙

上，事持了，焙干，惟桂不焙，为末，炼蜜为丸，如桐子大。每日空心，温酒或盐汤下三十丸。

秋时摄养第十一

秋属金，主于萧杀。秋，肺气旺。肺属金，味属辛，金能克木。木属肝，肝主酸。当秋之时，其饮食之味，宜减辛增酸，以养肝气。肺气盛者，调咽气以泄之。顺之则安，逆之则太阴不收，肺气焦满。

秋时凄风惨雨，草木黄落。高年之人，身虽老弱，心亦如壮。秋时思念往昔亲朋，动多伤感。季秋之后，水冷草枯，多发宿患。此时人子最宜承奉，晨昏体悉，举止看详。若颜色不乐，便须多方诱说，使役其心神，则忘其秋思。其新登五谷，不宜与食，动人宿疾。若素知宿患，秋终多发，或痰涎喘嗽，或风眩痹癣，或秘泄劳倦，或寒热进退。计其所发之疾，预于未发以前，择其中和应病之药，预与服食，止其欲发。今布秋时汤药如后。

秋时用药诸方

治老人一切泻痢，**七宝丹**。此药，如久患泻痢，诸药疗不差者，服此药无不差。若老人反脾泄滑，大宜服此药。

附子炮　当归　陈橘皮　干姜以上各一两　吴茱萸　厚朴以姜汁炙　南椒以上三味，各半两　舶上硫黄一两

上件七味，细剉，以慢火焙过，捣罗为末，与硫黄末同拌匀一处，煎米醋和作两剂，却以白面半斤，和令得所，亦令分作两剂。用裹药，如烧饼法，用文武火煨，令面熟为度。去却面，于臼中捣三百下，丸如桐子大。如患诸般泻痢，以米汤下二十丸，空心日午服。如患气痛及宿食不消，以姜盐汤下二十丸，空心日午服。如患气痛及宿冷并无忌。此方如神如圣，其效无及。

治老人乘秋。脏腑虚冷，滑泄不定，**摄脾丸**：

木香　诃子炮去核　厚朴生姜汁，炙　五倍子　白术各等份

上为末，用烧粟米饭为丸，桐子大。每服十丸，米饮送下。

治老人秋肺壅滞，涎嗽间作，胃脘痰滞，塞闷不快，**威灵仙丸**：

干薄荷取末，一两　皂角一斤，不蛀肥者，以河水浸洗，去黑皮，用银石器内，用河水软揉，去滓，绢滤去渣，熬成膏　威灵仙洗择去土，焙干为末，四两

上入前膏搜丸，如桐子大。每服三十丸，临卧生姜汤吞下。

治老人脾脏泄泻，中心气不和，精神倦怠，不思饮食，**神授高青丸**：

高良姜　青木香各一两

上二味为末，煮枣肉为丸，桐子大。干姜汤下，十五丸至二十丸。

治老人秋后多发嗽，远年一切嗽疾，并劳嗽痰壅，**保救丹**：

蛤蚧一个，如是丈夫患，取腰前一截雄者用之。女人患，取雌者腰后一截用之　不蛀皂角二挺，涂酥炙，去黑皮并子　干地黄一分，熟蒸如饧　五味子一分　杏仁一分，去皮尖，用童子小便浸一伏时，入蜜炒黄色　半夏一分，浆水煮三七遍　丁香少许

上为末，炼蜜为丸，如桐子大。每日食前，一服五丸，姜汤下。

治老人膈滞，肺疾痰嗽，**生姜汤**：

杏仁四两，去皮尖　生姜六两，去皮，细横切之　甘草三分　桃仁半两，去皮尖　盐花三两

上以杏仁、桃仁、姜湿纸同裹煨沙盆内，研极细后，入甘草、盐再研，洁器贮之，汤点服。

治诸般腹泻不止，及年高久泻，**健脾散**：

川乌头炮，去皮脐，三分　厚朴去皮，姜汁制　甘草炙　干姜炮，各一两

上为末。每服一钱，水三合，生姜二片，煎至二合，热服。并进二服，立止。

冬时摄养第十二

冬属水，主于敛藏。冬，肾气旺，肾属水，味属咸，水克火。火属心，心主苦。当冬之时，其饮食之味，宜减咸而增苦，以养心气。肾气盛者，调吹气以平之。顺之则安，逆之则少阴不藏，肾之水独沉。

三冬之月，最宜居处密室，温暖衾服，调其饮食，适其寒温。大寒之日，

山药酒、肉酒时进一杯，以扶衰弱，以御寒气，不可轻出，触冒寒风。缘老人血气虚怯，真阳气少，若感寒邪，便成疾患，多为嗽、吐逆、麻痹、昏眩之疾。炙煿煎炉之物，尤宜少食。冬月阳气在内，阴气在外，池沼之中，冰坚如石，地裂横璺，寒从下起，人亦如是。故盛冬月，人多患膈气满急之疾，老人多有上热下冷之患。如冬月阳气在内，虚阳上攻，若食炙煿燥热之物，故多有壅噎、痰嗽、眼目之疾。亦不宜澡沐，阳气内蕴之时，若加汤火所逼，须出大汗。高年人阳气发泄，骨肉疏薄，易于伤动，多感外疾。惟早眠晚起，以避霜威。晨朝宜饮少醇酒，然后进粥。临卧，宜服微凉膈化痰药一服。今列冬时汤药如后。

冬时用药诸方

治老人大肠风燥气秘，**陈橘丸**。霍大使与冯尚药同定此方。

陈橘皮去穰，一两　槟榔细剉，半两　木香一分　羌活去芦头，半两　防风去芦头，半两　青皮去穰，半两　枳壳麸炒，去穰，半两　不蛀皂角两挺，去黑皮，酥炙黄　郁李仁一两，去皮尖，炒黄　牵牛微炒，杵细，罗取末，二两

上为末。郁李仁、牵牛同研拌匀，炼蜜为丸，桐子大。每服二十丸，食前用姜汤下。未利，渐加三十丸，以利为度。

老人有热，壅滞不快，大肠时秘结，诸热毒生疮，**搜风顺气牵牛丸**：

牵牛二两，饭甑蒸过　木通一两　青橘皮一两，去穰　桑白皮一两　赤芍药一两　木香半两

上为末，炼蜜为丸，如桐子大。每服十五丸至二十丸。丈夫酒下；妇人血气，醋汤下。

解老人热秘方：

大附子一个，烧留性，研为末，每服一钱，热酒调下。

食治老人诸疾方第十四

食治养老益气方　　食治眼目方
食治耳聋耳鸣方　　食治五劳七伤方
食治虚损羸瘦方　　食治脾胃气弱方
食治泻痢方　　　　食治渴热方
食治水气方　　　　食治喘嗽方
食治脚气方　　　　食治腰脚疼痛方

食治养老益气方

食治老人补虚益气，**牛乳方**：

牛乳五升　荜芨末一两

上件药入银器内，以水三升，和乳合。煎取三升，后入瓷合中，每于食前暖一小盏服之。

食治老人补虚羸乏气力，**法制猪肚方**：

猯猪肚一枚，洗如食法　人参半两，去芦头　干姜二钱，炮制，剉　椒二钱，去目，不开口者，微炒去汗　葱白七茎，去须，切　糯米二合

上件捣为末，入米合和相得，入猪肚内缝合，勿令泄气。以水五升，于铛内微火煮令烂熟，空心服，放温服之。次，暖酒一中盏饮之。

老人益气**牛乳方**：

牛乳最宜老人，平补血脉，益心，长肌肉。令人身体康强润泽，面目光悦，志不衰。故为人子者，常须供之，以为常食。或为乳饼，或作断乳等，恒使恣意充足为度，此物胜肉远矣。

食治老人养老，以药水饮牛，**取乳服食方**：

钟乳一斤，上好者，细研　人参三两，去芦头　甘草五两，炙微赤，剉　干地黄三两　黄芪三两，剉　杜仲三两，去皱皮用　肉苁蓉六两　白茯苓五两　麦门冬四两，去心　薯蓣六两　石斛二两，去根，剉

上药为末。以水三斗，先煮粟米七升为粥，放盆内，用药一两搅令匀，少和冷水，与渴牛饮之令足，不足更饮之一日。饮时患渴，不饮清水。平旦取牛乳服之，生熟任意。牛须三岁以上，七岁以下，纯黄色者为上，余色为下。其乳常令犊子饮之。若犊子不饮者，其乳动气，不堪服也。慎禁猪鱼、生冷陈臭。其乳牛清洁养之，洗刷饮饲须如法，用心看之。

食治老人频遭重病，虚羸不可平复，宜服此**枸杞煎方**：

生枸杞根细剉一斗，以水五斗，煮取一斗五升澄清　白羊脊骨一具，剉碎

上件药，以微火煎取五升，去滓，取入瓷合中。每服一合，与酒一小盏合暖，每于食前温服。

食治老人补五劳七伤虚损法，**煮羊头方**：

白羊头蹄一副，头蹄须用草火烧令黄色，刮去灰尘　胡椒半两　荜茇半两　干姜半两　葱白切半升　豉半斤

上件药，先以水煮头蹄半熟，内药更煮令烂，去骨，空腹适性食之。日食一具，满七具即止。禁生冷、醋、滑、五辛、陈臭、猪、鸡等七日。

治老人大虚羸困极，宜服**煎猪肪方**：

猪肪不中水者，半斤

上入葱白一茎于铫内，煎令葱黄即止。候冷暖如身体，空腹频服之令尽，暖盖覆卧至日晡后，乃白粥调糜。过三日后，宜服羊肝羹。

羊肝羹方：

羊肝一具，去筋膜，细切　羊脊膂肉二条，细切　曲末半两　枸杞根五斤，剉，以水一斗五升，煮取四升，去滓

上用枸杞汁煮前羊肝等，令烂。入豉一小盏，葱白七茎切，以五味调和作羹，空腹食之。后三日，慎食如上法。

食治老人补虚劳，**油面馎饦方**：

生胡麻油一斤　渐粳米泔清一斤

上二味，以微火煎尽泔清乃止，出贮之。取合盐汤二合，将和面作馎饦，煮令熟，入五味食之。

食治眼目方

食治老人肝脏虚弱，远视无力，补肝，**猪肝羹方**：

猪肝一具，细切，去筋膜　葱白一握，去须，切　鸡子二枚

上以豉汁中，煮作羹。临熟，打破鸡子，投在内食之。

又方：

青羊肝一具，细切，水煮熟，漉干

上以盐酱醋和食之，立效。

又方：

葱子半斤，炒熟

上为末，每服一匙。以水二大盏，煎取一盏，去滓，入米煮粥食之。

食治老人青白瞖。明目，除邪气，利大肠，去寒热，马齿实拌**葱豉粥方**：

马齿实一升

上为末，每服一匙，煮葱豉粥和搅食之。马齿菜作羹粥吃，并明目极佳。

食治老人肝脏风虚，眼暗，**乌鸡肝粥方**：

乌鸡肝一具，细切

上以豉和米作羹粥食之。

食治老人目暗不明，**苍耳子粥**方：

苍耳子半两　粳米三合

上件捣苍耳子烂，用布绞滤，以水一升，取汁和米煮粥食之。或作散，煎服亦佳。

食治老人热发眼赤涩痛，**栀子仁粥**方：

栀子仁一两

上为末，分为四服。每服用米三合煮粥，临熟时，下栀子末一分，搅令匀，食之。

食治老人益精气，强志意，聪利耳目，**鸡头实粥**方：

鸡头实三合

上煮令熟，去壳，研如膏，入粳米一合煮粥。空腹食。

治老人补中明目，利小便，**蔓菁粥**方：

蔓菁子二合　粳米三合

上捣碎，入水二大盏，绞滤取汁，着米煮粥。空心食之。

食治老人益耳目聪明，补中强志，**莲实粥**方：

莲实半两，去皮，细切　糯米三合

上先以煮莲实令熟，次入糯米作粥，候熟入莲实搅令匀，热食之。

食治老人膈上风热，头目赤痛，目赤眈眈，**竹叶粥**方：

竹叶五十片，净洗　石膏三两　沙糖一两　浙粳米三合

上以水三大盏，煎石膏等二味。取二盏，去滓澄清用煮粥熟，入沙糖食之。

食治耳聋耳鸣诸方

食治老人久患耳聋，养肾脏，强骨气，**磁石猪肾羹**方：

磁石一斤，杵碎，水淘，去赤，用绵裹　猪肾一对，去脂膜，细切

上以水五升煮磁石，取二升，去磁石，投肾调和，以葱、豉、姜、椒作羹，空腹食之，作粥及入酒并得。磁石常留起，依前法用之。

食治老人肾气虚损耳聋，**鹿肾粥**方：

鹿肾一对，去脂膜，切　粳米三合

上于豉汁中相和，煮作粥。入五味，如法调和，空腹食之。作羹及作酒并得。

食治老人五脏气壅、耳聋，**乌鸡膏粥**方：

乌鸡脂一两　粳米三合

上相和煮粥，入五味调和，空腹食之。乌鸡脂和酒饮亦佳。

食治老人耳聋不差，**鲤鱼脑髓粥**方：

鲤鱼脑髓二两　粳米三合

上煮粥，以五味调和，空腹食之。

食治老人肾脏气惫，耳聋，**猪肾粥**方：

猪肾一两，去膜，细切　葱白二茎，去须，切　人参一分，去芦头　防风一分，去芦
粳米二合　薤白去茎，去须

上件药末，并米、葱、薤白，着水下锅中煮，候粥临熟，拨开中心，下肾，
莫搅动，慢火更煮，良久，入五味。空腹服之。

食治五劳七伤诸方

食治老人五劳七伤，下焦虚冷，小便遗精，宜食，**暖腰壮阳道饼子**方：

附子一两，炮制，去皮脐　神曲面三两　干姜一两，炮制，到　桂心一两　五味
子一两　肉苁蓉一两半，酒浸一宿，刮去皱皮，炙干　菟丝子一两，酒浸三日，曝干为
末　羊髓二两　大枣二十枚，煮去枣核　酥二两　蜜四两　白面一斤　黄牛乳一斤半
汉椒半两，去目及闭口者，微炒去汗

上为末，入面，以酥、蜜、髓、乳相和，入枣瓢熟，搜于盆中，盖覆，勿
令通风，半日久即将出。更搜令熟，捍作糊饼大，面上以筋挑之。即入炉熬中，
上下以火煿令熟。每日空腹食五枚。一方入酵和更佳。

食治老人五劳七伤，益下元，壮气海。服经月余，肌肉充盛。老、成、少
年宜服食。**雌鸡粥**方：

黄雌鸡一只，去毛，脏腹　肉苁蓉酒浸一宿，一两，刮去皱皮，切　生薯蓣一两，切
阿魏少许，炼过　粳米二合，淘入

上以上，先将鸡烂煮，擘骨取汁，下米及鸡、肉苁蓉等，都煮粥。入五味，
空心食之。

食治五劳七伤，阳气衰弱，腰脚无力，宜食**羊肾苁蓉羹**方：

羊肾一对，去筋膜脂，细切　肉苁蓉一两，酒浸一宿，刮去皱皮，细切

上件药，和作羹。著葱白、盐、五味末等。一如常法，空腹服之。

食治老人五劳七伤，阳气衰弱，强益气力，**鹿肾粥**方：

鹿肾一对，去脂膜，细切　肉苁蓉二两，酒浸一宿，刮去皮，切　粳米二合

上件药，先以水二盏，煮米作粥，欲熟，下鹿肾、苁蓉、葱。

食治老人虚损羸瘦诸方

食治老人脏腑虚损羸瘦，阳气乏弱，**雀儿粥**方：

雀儿五只，治如食法，细切　粟米一合　葱白三茎，切

上先将雀儿炒肉，次入酒一合，煮少时，入水二大盏半，下米煮作粥，欲熟，下葱白、五味等，候熟，空心服之。

食治老人虚损羸瘦，下焦久冷，眼昏耳聋，**骨汁煮饼**方：

大羊尾骨一条，以水五大盏，煮取汁二大盏五分　葱白五茎，去须，切　面三两　陈橘皮一两，汤浸，去白瓤，焙　羊肉四两，细切　荆芥一握

上件药，都用骨汁煮五七沸，去滓。用汁少许，后搜面作索饼。却于汁中与羊肉煮，入五味，空腹服之。

食治老人虚损羸瘦，助阳，壮筋骨，**羊肉粥**方：

羊肉二斤　黄芪一两，生剉　人参一两，去芦头　白茯苓一两　枣五枚　粳米三合

上件药，先将肉去脂皮，取精膂肉，留四两细切，余一斤十二两，以水五大盏，并黄芪等，煎取汁三盏，去滓，入米煮粥，临熟，下切了生肉更煮，入五味调和，空心食之。

食治老人虚损羸瘦，令人肥白光泽，**鸡子索饼**方：

白面四两　鸡子四两　白羊肉四两，炒作臛

上件，以鸡子清搜面作索饼，于豉汁中煮令熟，入五味和臛，空腹食之。

食治老人肾气损，阴痿，固痹，风湿肢节中痛，不可持物，**石英水煮粥**方：

白石英二十两　磁石三十两，捶碎

上件药，以水二斗，器中浸，于露地安置。夜即揭盖，令得星月气。每日取水作羹粥，及煎茶汤吃皆用之。用却一升，即添一升。如此经年，诸风并差，气力强盛，颜如童子。

食治老人脾胃气弱方

食治老人脾胃气弱，不多食，四肢困乏无力，黄瘦，**羊肉索饼**方：

白羊肉四两　白面六两　生姜汁二合

上以姜汁搜面，肉切作臛头，下五味、椒、葱煮熟，空心食之。日一服，如常作，益佳。

食治老人脾胃气弱，食饮不下，虚劣羸瘦，及气力衰微，行履不得，**鲫鱼熟鲙**方：

鲫鱼肉半斤，细作鲙

上投豉汁中，煮令熟，下胡椒、荜萝，并姜、橘皮等末及五味，空腹食，常服尤佳。

食治老人脾胃气弱，饮食不多，羸乏，**藿菜羹**方：

藿菜四两，切之　鲫鱼肉五两

上煮作羹，下五味、椒、姜，并调少面，空心食之。常以三五日服，极补益。

食治老人脾胃气弱，不能饮食，多困无力，**酿猪肚**方：

猪肚一个，肥者，净洗之　人参末半两　橘皮末半两　猪脾二枚，细切　饭半碗　葱白半握

上总内猪肚中相和，入椒、酱、五味讫，缝口合蒸之，令烂熟。空心渐食之。能作三两剂，兼补劳。

食治老人脾胃气弱，不多进食，行步无力，黄瘦气微，见食即欲吐，**鸡子馎饦**方：

鸡子三枚　白面五两　白羊肉五两，作臛头

上件以鸡子白搜面，如常法作之，以五味煮熟。空心食之，日一服。常作极补虚。

食治老人脾胃气弱，食不消化，羸瘦，举动无力，多卧，**曲末索饼子**方：

曲末二两，捣为面　白面五两　生姜汁三两　白羊肉二两，作臛头

上以姜汁搜曲末，和面作之，加羊肉臛头，及下酱、椒、五味，煮熟。空心食之，日一服，常服尤佳。

食治老人脾胃气弱，劳损，不下食，**羊脊粥**方：

大羊脊骨一具，肥者，捶碎　青粱米四合，净淘

上以水五升，煎取二升汁，下米煮作粥。空心食之。可下五味常服，其功难及，甚效。

食治老人脾胃气弱，干呕、不能下食，**羊血**方：

羊血一斤，鲜者，面浆作片　葱白一握　白面四两，捍切

上煮血令熟，渐食之，三五服，极有验，能补益脏腑。

食治老人脾胃气弱虚，呕吐，不下食，渐加羸瘦，**粟米粥**方：

粟米四合，净淘　白面四两

上以粟米拌面令匀，煮作粥。空心食之，一日一服。极养肾气和胃。

食治老人饮食不下，或呕逆虚弱，**生姜汤**方：

生姜二两，去皮，细切　浆水一升

上和少盐，煎取七合。空心常作，开胃进食。

食治老人脾胃虚弱，恶心，不欲饮食，常呕吐，**虎肉炙**方：

虎肉半斤，切作脔　葱白半握，细切

上件以椒、酱、五味调炙之。空心食冷为佳，不可热食，损齿。

食治老人脾胃气弱，不多食，痿瘦，**黄雌鸡馄饨**方：

黄雌鸡肉五两　白面七两　葱白二合，细切

上以切肉作馄饨，下椒、酱、五味调和，煮熟。空心食之，日一服。皆益脏腑，悦泽颜色。

食治老人泻痢诸方

食治老人脾胃气冷，痢白脓涕，腰肾疼痛，瘦弱无力，**鲫鱼熟脍**：

鲫鱼肉九两，切作脍　豉汁七两　干姜半两　橘皮末半两

上以椒酱五味调和豉汁，沸即下脍鱼，煮熟下二味，空心食之。日一服，其效尤益。

食治老人肠胃冷气，痢下不止，**赤石脂馎饦**方：

赤石脂五两，碎筛如面　白面七两

上以赤石脂末和面，搜作之，煮熟，下葱酱五味臛头，空心食之。三四服皆愈。

食治老人脾胃气冷，肠数痢，**黄雌鸡炙**方：

黄雌鸡一只，如常法

上以五味椒酱刷炙之令熟，空心渐食之。亦甚补益脏腑。

食治老人脾胃虚气，频频下痢，瘦乏无力，**猪肝煎**：

獖猪肝一具，去膜，切作片，洗去血　好醋一升

上以醋煎肝，微火令泣尽干，即空心常服之。亦明目、温中、除冷气。

食治老人脾胃虚弱，冷痛，泄痢无常，不下食，**椒面粥**方：

蜀椒一两，熬捣为末　白面四两

上和椒，拌之令匀，即煮，空心食之，日一服，尤佳。

食治老人冷热不调，下痢赤白，腹痛不止，**甘草汤**方：

甘草一两，切熬　生姜一两，刮去皮切　乌豆一合

上以水一升，煎取七合，去滓，空心服之。不过三日服愈。

食治老人赤白痢，刺痛，不多食，瘦瘦，**鲫鱼粥方**：

鲫鱼肉七两　青粱米四两　橘皮末一分

上相和煮作粥，下五味椒酱葱调和，空心食之，二服。亦治劳，和脏腑。

食治老人肠胃虚冷，泄痢，水谷不分。**薤白粥方**：

薤白一握，细切　粳米四合　葱白三合，细切

上相和作羹，下五味椒酱姜。空心食。常作取效。

食治老人脾虚气弱，食不消化，泄痢无定，**曲末粥方**：

神曲二两，炙，捣罗为末　青粱米四合，净淘

上相和煮粥，空心食之，常三五服立愈。

食治老人赤白痢，日夜无度，烦热不止，**车前子饮**：

车前子五合，绵裹，用水二升，煎取一升半汁　青粱米三合

上取煎汁煮作饮，空心食之，日三服，最除热毒。

食治老人痢不止，日渐黄瘦无力，不多食，**黍米粥方**：

黍米四合，净淘　阿胶一两，炙，为末

上煮粥，临熟下胶末调和，空心食之，一服尤效。

食治老人下痢赤白，及水谷不度，腹痛，**马齿菜方**：

马齿菜一斤，净淘洗

上煮令熟，及热，以五味或姜醋渐食之。其功无比。

食治老人烦渴热诸方

食治老人烦渴口干、骨节烦热，**枸杞饮方**：

枸杞根白皮一升　小麦一升，净淘　粳米三合，研

上以水一斗煮二味，取七升汁，下米作饮，渴即渐服之。

食治老人烦渴不止，饮水不定，转渴，舌卷干焦，**大麦汤方**：

大麦二升　赤饧二合

上以水七升，煎取五升，去滓，下饧调之，渴即服愈。

食治老人烦渴，小便黄色无度，**黄雌鸡羹方**：

黄雌鸡一只，如常法　粳米二合，淘淅　葱白一握

上切鸡和煮作羹，下五味，少着盐。空心食之，渐进当效。

食治老人消渴热中，饮水不止，小便无度，烦热，**猪肚方**：

猪肚一具，肥者，净洗之　葱白一握　豉五合，绵裹

上煮烂熟，下五味调和，空心，切，渐食之，渴即饮汁。亦治劳热皆差。

食治老人烦渴，脏腑干枯，渴不止，**野鸡臛方**：

野鸡一只，如常法　葱白一握　粳米二合，细研

上切作相和羹，作臛，下五味椒酱。空心食之，常作服佳妙。

食治老人烦渴，饮水不足，日渐羸瘦困弱，**兔头饮方**：

兔头一枚，净洗之　豉心五合，绵裹

上以水七升煮，取五升汁，渴即渐饮之，最效。

食治老人消渴烦闷，常热，身体枯燥，黄瘦，**牛乳方**：

牛乳一升，真者，微熬

上空心分为二服。极补益五脏，令人强健光悦。

食治老人消渴、壮热、燥不安，兼无力，**青粱米饮方**：

青粱米一升，净洗，淘之，研令细

上以水三升，和煮之，渴即渐饮服之，极治热，燥并除。

食治老人消渴热中，饮水无度，常若不足，**青豆方**：

青豆二升，净淘

上煮令烂熟。空心，饥即食之，渴即饮汁，或作粥食之，任性亦佳。

食治老人消渴烦热，心神狂乱，躁闷不安，**冬瓜羹方**：

冬瓜半斤，去皮　豉心一合，绵裹　葱白半握

上以和煮作羹，下五味调和，空心食之。常作粥佳。

食治老人消渴消中，饮水不足，五脏干枯，**芦根饮子**：

芦根切一升，水一斗，煎取七升半　青粱米五合

上以煎煮饮。空心食之，渐进为度，益效。忌咸食、炙肉、熟面等。

食治老人消渴，诸药不差，黄瘦力弱，**鹿头方**：

鹿头一枚，炮，去毛，净洗之

上煮令烂熟。空心，日以五味食之，并服汁，极效。

食治老人水气诸方

食治老人水气病，身体肿，闷满气急，不能食，皮肤欲裂，四肢常疼，不可屈伸，**鲤鱼臛方**：

鲤鱼肉十两　葱白一握　麻子一升，熬，细研

上以水滤麻子汁，和煮作臛，下五味椒姜调和，空心时渐食之，常服尤佳。

食治老人水气病，四肢肿闷沉重，喘息不安，**水牛肉方**：

水牛肉一斤，鲜

上蒸令烂熟，空心，切，以五味姜醋，渐食之，任性为佳。

食治老人水气浮肿，身、皮肤燥痒，气急不能下食，心腹胀满，气欲绝。

貒肉羹方：

貒肉一斤，细切　葱白半握，切　粳米三合，淅

上和煮作羹，下五味椒姜，空心常食之，最验。

食治老人水气肿满，身体疼痛，不能食，**麻子粥方**：

冬麻子一升，研取汁　鲤鱼肉七两，切

上取麻子汁，下米四合，和鱼煮作粥，以五味葱椒，空心食，日二服。频作皆愈。

食治老人水气胀闷，手足浮肿，气急烦满，**赤豆方**：

赤小豆三升，淘净　樟柳根好者，切一升

上和豆煮烂熟，空心常食豆，渴即饮汁，勿别杂食，服三二服立效。

食治老人水气，面肿腹胀，喘乏不安，转动不得，手足不仁，身体重困或疼痛，**郁李仁粥方**：

郁李仁二两，研，以水滤取汁　薏苡仁五合，淘

上以煎汁作粥，空心食之，日二服，常立效。

食治老人水气，面目手足浮肿，腹胀风急，**桑白皮饮**：

桑白皮四两，切　青粱米四合，研

上以桑汁煮作饮，空心渐食，常服尤佳益。

食治老人水气疾，心腹胀满，四肢烦疼无力，**白煮鲤鱼方**：

鲤鱼一头，重二斤，煮如常法　橘皮二两

上和煮令烂熟，空心，以二味少着盐食之，常服并饮少许汁，将理为验。

食治水气胀满，手足俱肿，心烦闷无力，**大豆方**：

大豆二升　白术二两　鲤鱼一斤

上以水和煮，令豆烂熟，空心常食之，鱼豆饮其汁，尤佳。

食治老人水气，身体虚肿，面目虚胀，**水牛皮方**：

水牛皮二升，刮去毛，净洗　橘皮一两

上相和煮令烂熟，切，以生姜、醋、五味渐食之。常作尤益。

食治喘嗽诸方

食治老人上气急，喘息不得，坐卧不安，**猪颐酒方**：

猪颐三具，细切　青州枣三十枚

上以酒三升浸之，若秋冬三五日，春夏一二日，密封头，以布绞去滓。空心，温，任性渐服之，极验。切忌咸热。

食治老人上气咳嗽，胸中烦满，急喘，**桃仁粥方**：

桃仁三两，去皮尖，研　青粱米二合，净淘

上调桃仁和米煮作粥。空心食之，日一服尤益。

食治老人上气咳嗽，烦热，干燥，不能食，**饧煎方**：

寒食饧四两　干地黄生者汁，一升　白蜜三合

上相和，微火煎之令稠。即空心每日含半匙，细咽汁，食后亦服，除热最效。

食治老人上喘，咳嗽，身体壮热，口干渴燥，**猪脂方**：

猪肪脂一斤，切作脔

上于沸汤中投煮之，空心，以五味渐食之。其效不可比。补劳治百病。

食治老人上喘咳嗽，气急，面目浮肿，坐卧不得，**苏煎方**：

土苏四两　鹿髓三合　生地黄汁一升

上相和，微火煎之如饧即止。空心及食后常含半匙，细咽汁，三两日即差。

食治老人气急，胸胁逆满，食饮不下，**枣煎方**：

青州枣三十枚，大者去核　土苏三两　饧二合

上相和，微火温令消，即下枣搅之相和，以微火煎，令苏、饧泣尽即止，每食上即唻一二枚，渐渐咽汁为佳。忌咸热炙肉。

食治老人咳嗽，胸胁引痛，即多唾涕，**煨梨方**：

黄梨一大颗，刺作五十孔　蜀椒五十粒　面二两

上以蜀椒，每孔内一颗，软面软裹，放于塘灰火中，候煨令熟，去面，冷。空心切食，用三二服尤佳。不当，及热食之益甚，须羊肚肝羹治之。

食治老人上气咳嗽，喘急，烦热，不下食，食即吐逆，腹胀满，**姜糖煎方**：

生姜汁五合　沙糖四两

上相和，微火温之，一二十沸即止。每度含半匙，渐渐下汁。

食治老人咳嗽虚热，口舌干燥，涕唾浓黏，**甘蔗粥方**：

甘蔗汁一升半　青粱米四合，净淘

上以蔗汁煮粥，空心渐食之，日一二服，极润心肺。

食治老人上气，热，咳嗽引心腹痛，满闷，**桃仁煎**方：

桃仁二两，去皮尖，熬末　赤饧四合

上相和，微煎三五沸即止。空心，每度含少许，渐渐咽汁尤益。

食治老人咳嗽，烦热，或唾血，气急，不能食，**地黄饮**方：

生地黄半斤，研，如水取汁

上以地黄汁煎作膏，空心渐食之，日一服，极效。

食治脚气诸方

食治老人脚气烦热，流肿入膝，满闷，**猪肚生**方：

猪肚一具，肥者，细切作生

上以水洗，布绞令干，好蒜醋椒酱五味，空心常食之。亦治热劳，补益效。

食治老人脚气毒闷，身体不任，行履不能，**紫苏粥**方：

紫苏子五合，熬，研细，以水投取汁　粳米四合，净淘

上煮作粥，临熟下苏汁调之，空心而食之，日一服，亦温中。

食治老人脚气，逆闷，呕吐，冲心，不能下食，**猪肾生**方：

猪肾二只，去膜，细切作生

上以蒜醋五味，空心食之，日一服佳极。

食治老人脚气冲逆，身肿脚肿，大小便秘滞不通，气息喘急，食饮不下，**郁李仁饮**方：

郁李仁二两，细研，以水滤取汁　薏苡仁四合，淘研净

上以相和煮饮，空心食之，一二服极验。

食治老人脚气逆，心闷烦躁，心神狂误，**鲤鱼臛**方：

鲤鱼一斤，取肉　莼菜四两　粳米三合，研

上切，以葱白一握，相和煮臛，下五味椒姜调和，空心食之。常服亦治水气。

食治老人脚气，烦闷或吐逆，不下食，痹弱，**麻子粥**方：

麻子一斤，熬研，水滤取汁　粳米四合，净淘

上以麻子汁作粥，空心食之。日一服，尤益。亦中治冷气。

食治老人脚气烦躁，或逆心，间惯呕逆，**水牛头**方：

水牛头一枚，炮去毛，洗之

上煮头令烂熟，切，以姜、醋、五味空心渐渐食之，皆效。

食治老人脚气毒冲心，身面浮肿，气急，**熊肉腌方**：

熊肉二斤，肥者，切作块

上切，以五味作腌腊，空心，日炙食之。亦可作羹粥，任性食之，极效。

食治老人脚气攻心烦闷，胸腹胀满，**乌鸡羹方**：

乌鸡一只，治如常法　葱白一握，细切　米二合，研

上煮令热。空心，切以五味作羹，常食之为佳。

食治老人脚气，肾虚气损，脚膝无力、困乏，**生粟方**：

生粟一斤，以蒸熟透风处悬，令干

上以每日空心常食十颗。极治脚气，不测有功。

食治老人脚气烦痹，缓弱不随，行履不能，**猪肾粥方**：

猪肾二只，去膜切细　粳米四合，淘　葱白半握

上和煮作粥，下五味椒姜。空心食之，日一服，最验。

食治老人脚气痹弱，五缓六急，烦躁不安，**豉心酒方**：

豉心三升，九蒸九暴为佳　酒五升

上以酒浸一二日，空心，任意温服三盏，极效。

食治诸淋方

食治老人五淋，小便涩痛，常频不利，烦热，**麻子粥方**：

麻子五合，熬研，水滤取汁　青粱米四合，淘之

上以麻子汁煮作粥，空心渐食之，一日二服，常益佳。

食治老人淋病，小便不通利，秘涩少痛，**榆皮索饼方**：

榆皮二两，切，用水三升，煮取一升半汁　白面六两

上搜面作之，于榆汁拌煮，下五味葱椒，空心食之。常三五服，极利水道。

食治老人五淋病，身体烦热，小便痛不利，**浆水饮**。

浆水三升，酸美者　青粱米三合，研

上煮作饮，空心渐饮之，日二三服，亦宜利效。

食治老人淋，小便秘涩，烦热燥痛，四肢寒栗，**葵菜羹方**：

葵菜四两，切　青粱米三合，研　葱白一握

上煮作羹，下五味椒酱，空心食之，极治小便不通。

食治老人淋，烦热，小便茎中痛，涩少不快利，**青豆方**：

青豆二升　橘皮二两　麻子汁一升

上煮豆，临熟即下麻子汁，空心渐食之，并服其汁皆验。

食治老人五淋久不止，身体壮热，小便满闷，**小麦汤**方：

小麦一升　通草二两

上以水煮，取三升，去滓，渐渐食之，须臾当差。

食治老人淋病，小便长涩不利，痛闷之极，**苏蜜煎**方：

藕汁五合　白蜜五合　生地黄汁一升

上相和，微火煎之，令如饧。空心含半匙，渐渐下。饮食了亦服。忌热食炙肉。

食治老人五淋燥痛，小便不多，秘滞不通，**苏粥**方：

土苏二两　青粱米四合，淘净　浆水二升

上煮作粥，临熟下苏搅之。空心食之，日一服尤佳。

食治老人淋病，小便下血，身体热盛，**车前子饮**：

车前子五合，绵裹，水煮取汁　青粱米四合，淘研

上煮，煎汁作饮，空心食之。常服亦明目去热毒。

食治老人五淋秘涩，小便禁痛，膈闷不利，**蒲桃浆**方：

蒲桃汁一升　白蜜三合　藕汁一升

上相和，微火温，三沸即止。空心服五合，食后服五合，常以服之，殊效。

食治噎塞诸方

食治老人胸膈妨塞，食饮不下，渐黄瘦，行履无气，软弱，**羊肉索饼**方：

羊肉白者四两，切作臛头　白面六两　橘皮末一分

上捣姜汁搜面，作之如常肉，下五味、葱、椒、橘皮末等，炒熟煮，空心食之，日一服。极肥健，温脏腑。

食治老人噎病，心痛闷，膈气结，饮食不下，**桂心粥**方：

桂心末一两　粳米四合，淘研

上以煮作粥，半熟，次下桂末调和，空心，日一服。亦破冷气，殊效。

食治老人噎病，食不通，胸胁满闷，**黄雌鸡馎饦**方：

黄雌鸡四两，切作臛头　白面六两　茯苓末二两

上和茯苓末，搜面作，豉汁中煮，空心食之。常作三五服，极除冷气噎。

食治老人噎病，食饮不下，气塞不通，**蜜浆**方：

白蜜一两　熟汤一升

上汤令熟，即下蜜调之，分二服，皆愈。

食治老人噎病气塞，食不通，吐逆，**苏蜜煎**方：

土苏二两　白蜜五合　生姜汁五合

上相和，微火煎之令沸。空心服半匙，细细下汁尤效。

食治老人噎病，胸满塞闷，饮食不下，**姜橘汤**方：

生姜二两，切　陈橘皮一两

上以水二升，煎取一升，去滓，空心渐服之，常益。

食治老人噎，脏腑虚弱，胸胁逆满，饮食不下，**椒面粥**方：

蜀椒一两，杵令碎　白面五两

上以苦酒浸椒一宿，明旦取出，以拌面中令匀，煮熟，空心食之，日二服常验。

食治老人噎，冷气壅塞，虚弱，食不下，**苏煎饼子**方：

土苏二两　白面六两，以生姜汁五合调之

上如常法作之，空心常食，润脏腑，和中。

食治老人咽食入口即塞涩不下，气壅，**白米饮**方：

白米四合，研　春头糠末一两

上煮饮熟，下糠米调之。空心服食尤益。

食治老人噎塞，水食不通，黄瘦羸弱，**馄饨**方：

雌鸡肉五两，细切　白面六两　葱白半握

上如常法，下五味椒姜，向鸡汁中煮熟，空心食之。日一服，极补益。

食治冷气诸方

食治老人冷气，心痛无时，往往发动，不能食，**桃仁粥**方：

桃仁二两，去皮尖，研，水淘取　青粱米四合，淘研

上以桃仁汁煮作粥，空心食之。常服，除冷温中。

食治老人冷气，心痛不止，腹胁胀满，坐卧不得，**茱萸饮**方：

茱萸末二分　青粱米二合，研细

上以水二升，煎茱萸末，取一升，便下米煮作饮，空心食之，一二服尤佳。

食治老人冷气，心痛缴结，气闷，**桂心酒**方：

桂心末一两　清酒六合

上温酒令热，即下桂心末调之，频服，一二服效。

食治老人冷气，心痛牵引背脊，不能下食，**紫苏粥**方：

紫苏子三合，熬细，研　青粱米四合，淘

上煮作粥，临熟下苏子末调之，空心服为佳。

食治老人冷气，卒心痛闷涩，气不来，手足冷，**盐汤**方：

盐末一合　沸汤一升

上以盐末内汤中调，频令服尽。须臾当吐，吐即差。

食治老人冷气心痛，呕不多，下食烦闷，**椒面馎饦**方：

蜀椒一两，去目及闭口者，焙干为末，筛　白面五两　葱白三茎，切

上以椒末和面搜作之，水煮，下五味调和。食之常三五服，极效，尤佳。

食治老人冷气心痛，**姜橘皮汤**方：

生姜一两，切　陈橘皮一两，炙为末

上以水一升，煎取七合，去滓，空心食之，日三两服尤益。

食治老人冷气，心痛郁结，两胁胀满，**高良姜粥**方：

高良姜二两，切，以水二升，煎取一升半汁　青粱米四合，研，淘

上以姜汁煮粥。空心食之，日一服，极益效。

食治老人冷气，心痛发动，时遇冷风即痛，**荜茇粥**方：

荜茇末二合　胡椒末一分　青粱米四合，淘

上以煮作粥，熟，下二味调之。空心食，常服尤效。

食治老人冷气逆，心痛结，举动不得，**干姜酒**方：

干姜末半两　清酒六合

上温酒热，即下姜末投酒中，顿服之，立愈。

食治诸痔方

食治老人痔病，下血不止，肛门肿，**犲狸羹**方：

犲狸一两，如常法治

上细切，以面及葱椒五味拌，作片炙熟。空心，渐食之。亦可作羹粥，任性尤佳。

食治老人痔，下血久不差，渐加黄瘦无力，**鲤鱼鲙**方：

鲤鱼肉十两，切作鲙，如常法

上以蒜醋五味，空心常食之。日一服差。忌鲊、甜食。

食治老人痔，常下血，身体壮热，不多食，**苍耳粥**方：

苍耳子五合，熟，作水二升，煎取一升半汁　粳米四合，淘

上以前件煮作粥。空心食之。日常服亦可。煎汤服之，极效，破气明目。

食治老人痔，病久不愈，肛门肿痛，**鳗鲡鱼臛**方：

鳗鲡鱼肉一斤，切作臛　葱白半握，细切

上煮作臛，下五味椒姜，空心渐食之。杀虫尤佳。

食治老人痔病下血不止，日加羸瘦无力，**鸲鹆散方**：

鸲鹆五只，治洗令净，曝令干

上捣为散。空心，以白粥饮服二方寸匕，日二服最验。亦可炙食，任性。

食治老人五痔泄血不绝，四肢衰弱，不能下食，**杏仁饮方**：

杏仁二两，去皮尖，细研，以水浸之　粳米四合，淘之

上以杏仁汁相和，煮作饮，空心食之。日一服效。

食治老人五痔久不愈，生疮疼痛，**野猪肉羹方**：

野猪肉一斤，细切　葱白一握　米二合，细研

上煮作羹，五味调和椒姜。空心渐食之。常作极效。

食治老人五痔下血，常烦热，羸瘦，**桑耳粥方**：

桑耳二两，水三升，煎取二升汁　粳米四合，淘之

上以桑耳汁煮作粥，空心食之。日一二服，皆效。

食治老人五痔，泄血不止，积日困劣无气，**鸳鸯法炙方**：

鸳鸯一枚，如常法

上以五味椒酱腌，火炙之令熟，空心渐食之。亦疗久瘘疮，绝验。

食治老人五痔，血下不差，肛门肿痛，渐瘦，**鲇鱼方**：

鲇鱼肉一斤　葱白半把

上以白煮令熟。空心，以蒜醋五味，渐渐食之，常作尤佳。

食治诸风方

食治老人中风，言语蹇涩，精神昏愦，手足不仁，缓弱不遂方：

葛粉五两　荆芥一握　豉五合

上以搜葛粉，如常作之，煎二味，取汁煮之，下葱椒五味臛头，空心食之，一二服，将息为效。忌猪肉荞面。

食治老人中风，口面㖞偏，大小便秘涩，烦热，**荆芥粥方**：

荆芥一把，切　青粱米四合，淘　薄荷叶半握，切　豉五合，锦裹

上以水煮取荆芥汁，下米及诸味，煮作粥，入少盐醋，空心食之。常服佳。

食治老人中风，缓弱不仁，四肢摇动，无气力，**炙熊肉方**：

熊肉一斤，切　葱白半握，切　酱椒等

上以五味腌之，炙熟。空心冷食之，恒服为佳。亦可作羹粥，任性食之尤佳。

食治老人中风汗出，四肢顽痹，言语不利，**麻子饮**方：

麻子五合，熬，细研，水淹取汁　粳米四合，净淘，研之

上以麻子煮作饮。空心渐食之。频作极补益。

食治老人中风，口目瞤动，烦闷不安，**牛蒡馎饦**方：

牛蒡根切，一升，去皮，曝干，杵为面　白米四合，净淘，研之

上以牛蒡粉和面作之，向豉汁中煮，加葱椒五味臛头，空心食之。恒服极效。

食治老人卒中风，口噤，身体反张不语，**大豆酒**方：

大豆二升，熬之　清酒二升

上熬豆令声绝，即下酒投之，煮一二沸，去滓，顿服之，覆卧汗差，口禁，拗灌之。

食治老人中风，头旋目眩，身体厥强，筋骨疼痛，手足烦热，心神不安，**乌驴头**方：

乌驴头一枚，炮去毛，净治之

上以煮令烂熟，细切。空心，以姜醋五味食之，渐进为佳。极除风热，其汁如酽酒，亦医前患，尤效。

食治老人中风，四肢不仁，筋骨顽强，**苍耳叶羹**方：

苍耳叶五两，切好嫩者　豉心二合，别煎

上和煮作羹，下五味椒姜调和，空心食之尤佳。

食治老人中风热毒，心闷，气壅，昏倒，**甘草豆**方：

甘草一两　乌豆三合　生姜半两，切

上以水二升，煎取一升，去滓，冷，渐食服之，极治热毒。

食治老人中风烦热，言语涩闷，手足热，**乌鸡臛**方：

乌鸡半斤，细切　麻子汁五合　葱白一把

上煮作臛，次下麻子汁、五味姜椒，令热，空心渐食之，补益。

食治老人中风，心神昏昧，行即欲倒、呕吐，**白羊头**方：

白羊头一具，治如常法

上以空心，用姜醋渐食之为佳。

食治老人中风邪毒，脏腑壅塞，手足缓弱，**蒜煎**：

大蒜一升，去皮，细切　大豆黄炒，二升

上以水一升，和二味，微火煎之，似稠即止。空心，每服食啖三二匙。亦

补肾气。

食治老人久风湿痹，筋挛骨痛。润皮毛，益气力，补虚止毒，除面䵟，宜服**补肾地黄酒**方：

生地黄一升，切　大豆二升，熬之　生牛蒡根一升，切。

上以绢袋盛之，以酒一斗，浸之五六日，任性空心温服三二盏。恒作之尤佳。

食治老人风热烦毒，顽痹不仁，五缓六急，**驼脂酒**方：

野驼脂五两，炼之为上

上，空心，温酒五合，下半匙以上，脂调令消，顿服之，日二服，极效。

食治老人风挛拘急，偏枯，不通利，**雁脂酒**方：

雁脂五两，消之令散

上，每日空心，温酒一盏，下脂半合许，调，顿服之。

食治老人风虚痹弱，四肢无力，腰膝疼痛，**巨胜酒**方：

巨胜子二升，熬　薏苡仁二升　干地黄半斤，切

上以绢袋贮，无灰酒一斗渍之，勿令泄气。满五六日，任性空心温服一二盏尤益。

食治老人风冷痹，筋脉缓急，**苍耳茶**方：

苍耳子二升，熟杵为末

上，每日煎服之。代茶常服，极治风热，明目。

食治老人热风下血。明目，益气，除邪。治齿疼，利脏腑，顺气，**槐茶**方：

槐叶嫩者五斤，蒸令熟，为片，曝干，作茶，捣罗为末

上，每日煎如茶法，服之恒益。除风尤佳。

卷之二

保养

安乐之道，惟善保养者得之。孟子曰：我善养吾浩然之气。太乙真人曰：一者，少言语，养内气；二者，戒色欲，养精气；三者，薄滋味，养血气；四者，咽津液，养脏气；五者，莫嗔怒，养肝气；六者，美饮食，养胃气；七者，少思虑，养心气。人由气生，气由神住，养气全神，可得真道。凡在万形之中，所保者，莫先于元气。摄养之道，莫若守中，实内以陶和；将护之方，须在闲日，安不忘危。圣人预戒，老人尤不可不慎也。春秋冬夏，四时阴阳，生病起于过用。五脏受气，盖有常分，不适其性而强云为，用之过耗，是以病生。善养生者，保守真元，外邪客气不得而干之。至于药饵，往往招徕真气之药少，攻伐和气之药多。故善服药者，不如善保养。康节先生诗云：爽口物多终作疾，快心事过必为殃。知君病后能服药，不若病前能自防。郭康伯遇神人授一保身卫生之术云：但有四句偈，须是在处受持。偈云：自身有病自心知，身病还将心自医。心境静时身亦静，心生还是病生时。郭信用其言，知自护爱，康强倍常，年几百岁。

服药

沈存中云：人非金石，况犯寒暑雾露，既不调理，必生疾病，常宜服药，辟外气和脏腑也。平居服七宣丸、钟乳丸，量其性冷热虚实，自求好方。常服红雪三黄丸、青木香丸、理中丸、神明膏、陈元膏、春初冰解散、天行茵陈元散，皆宜先贮之，以防疾发，忽有卒急，不备难求。其防危救急不可阙者，伏火丹砂，保精养魄，尤宜长服。伏火硫黄，益气除冷癖，理腰膝，能食有力。小还丹，愈疾去风。伏火磁石，明目坚骨。伏火水银，压热镇心。金银膏，养精神，去邪气。如上方药，固宜留心。其余丹火，须冀神助，不可卒致，有心者，亦宜精恳，或遇其真。

集方

凡人少、长、老，其气血有盛、壮、衰三等。岐伯曰：少火之气壮，壮火之气衰。盖少火生气，壮火散气，况复衰火，不可不知也。故治法亦当分三等。其少日服饵之药，于壮老之时，皆须别处之。陈令尹集方，俱为老人备用，今所续编，亦皆据平日见闻，为老人对证处方者品列之。

天下受拜平胃散

常服温养脾元，平和胃气，宽中进食，仍治脾胃不和，膈气噎塞，呕吐酸水，气刺气闷，胁肋虚胀，腹痛肠鸣，胸膈痞滞，不美饮食。

川厚朴去粗皮秤　陈橘皮汤洗，不去穰　甘草以上各三两，剉　南京小枣二百枚，去核切　生姜和皮，四两，薄切　茅山苍术五两，去皮，米泔浸一宿，剉

上六味，用水五升，慢火煮干，捣作饼子，日干，再焙，碾为细末。每二钱入盐少许点。如泄泻，每服三钱，生姜五片，乌梅二个，盐少许，水一盏半，煎八分服。

此药人人常服，独此方煮透，滋味相和而美，与众不同，所以为佳，老人尤宜服之。

《易简方》

缩脾饮

草果、乌梅、缩砂、甘草，各等份；干葛、白扁豆各减半，老人加附子。每服五钱，水一碗，生姜十片，煎至八分，浸以熟水，令极冷。暑月用此代熟水饮之，极妙。

降气汤

老人虚气上壅，当间以生附子加生姜煎，临熟以药汁浓磨沉香水再煎一沸，服之尤为稳当。

调气散

老人寒疝作疼，不可攻击，改为咬咀。每服二钱，水一大盏，生姜、紫苏、盐煎服，或煎茴香，盐、酒调下。末子亦得。

养正丹

年高人脏腑寒秘者，尤宜服之。

来复丹

老人寒秘，悉能主之。一法治老人寒气入腹，小便不通者，用生姜半两、连根叶和泥葱一茎、盐一捻、豆豉五十粒，烂研略炒，盦脐中心。作两剂，更易用之，以利为度，亦良法也。

震灵丹

老人血痢，白梅茶下。

红圆子

治大人小儿脾胃等患，极有神效。治病不能伤耗真气，应老人、小儿、妊妇，皆可服之。

青州白圆子

治一切痰涎为患，常服有功。咳嗽痰实，咽喉作声，老人小儿皆宜服之。

予家已刊《易简方》大字本，兹不赘述本方。

秘传六和丸

益老扶赢，助脾活血，进美饮食，第一平和之剂。

熟地黄十两　破故纸　菟丝子　白茯苓去黑皮，晒　山药并同十两，晒干　胡桃五十颗，须用赣州信丰产者佳

上先将熟地黄、破故纸、菟丝子三味酒浸一宿，次早饭甑上蒸，日中曝干。九浸，九蒸，九曝，候十分干。次和白茯苓、山药二味，杵臼中，舂令极细为末。次用胡桃研烂，和五味令匀，用酒煮面糊为丸，如梧桐子大。每服三十丸，空心温酒盐汤下。此方不犯铁气，所以佳妙。

神仙不老丸

不老仙方功效殊，驻颜全不费工夫。人参牛膝川巴戟，蜀地当归杜仲俱，一味地黄生熟用，菟丝柏子石菖蒲，更添枸杞皮兼子，细末蜜丸梧子如。早午临眠三次服，盐汤温酒任君须。忌餐三白并诸血，能使须乌发亦乌。

人参新罗者，须是团结、重实、滋润。去芦头，刷洗净，焙干，薄切，焙燥，秤二两　川牛膝长三四尺而滋润者，去苗。刷洗净，焙干，寸截，用酒浸一宿，焙燥，秤一两半　川巴戟色黑紫，沉重，大而穿心者佳，若色带黄而浮轻者非。刷洗净，焙干，细切，刷，酒浸一宿，焙燥，秤二两　川当归大茎其稍如马尾状，滋润，辛甘芬香者，去芦头，刷洗净，焙干，细切，用酒浸一宿，焙燥，秤二两　杜仲截之多丝者，削去粗皮，只取其肉，如取肉桂之法。然后刷洗净，焙干，横理剉之如豆，用麦麸炒令丝断色黑，去麸别磨，秤一两半　地黄冬节前取，以水浸，沉者为是，以其浮者捣取汁，浸令浃，蒸毕，焙干。如是

者三，色黑味甘为度。用时以生干、熟二种焙干，酒浸一宿，漉出，竹刀细切，焙干，各秤一两。忌铁器　菟丝子小如芥子，极坚硬者佳，大而轻者非。用新布缫起，挪洗焙干，以酒浸一宿，又添酒浸一宿，漉出，将温汤淋去酒，焙燥别磨，秤二两　柏子仁色红而滋润者，去壳取仁，秤一两，细研，临时和入众药　石菖蒲紧细节密者，去毛刷洗净，焙干，米泔浸一宿，再焙干，细切焙燥，秤一两　枸杞子色白而肥润，去蒂洗净，焙干，用酒浸一宿，焙干，秤一两　地骨皮色黄，入手轻者佳，重者非。略去浮皮，净洗，焙干，薄切焙干，秤一两

上十二味，选之贵精，制之如法，不可晒，只用慢火焙。若太燥则又失药气，只八分干，即于风前略吹，令冷热相激，便十分燥。取净秤分两，磨如细散，炼白蜜，以火日搜和，入木、石臼内，捣数百杵，圆如梧桐子大。每日空心、午间、临卧三次服。每服七十粒，盐酒、盐汤任下。忌食葱白、薤白、芦菔、豆粉及藕、诸般血。盖藕能破血，诸血能解药力。若三白误食，亦无他，止令人须发返白耳。合时，忌秽触并妇人、孝子、鸡犬等见。

陈书林晔云：此方非特乌髭发，且大能温养荣卫，补益五脏，和调六腑，滋充百脉，润泽三焦，活血助气，填精实髓，须是节欲，使药力相须，乃见功效之速。

三仙丹又名长寿圆

一乌二术三茴香，久服令人寿命长。善治耳聋并眼暗，尤能补肾与膀胱。顺气搜风轻腰膝，驻颜活血鬓难苍。空心温酒盐汤下，谁知凡世有仙方。

川乌头一两，去皮尖，剉作骰子块，用盐半两炒焚烈　茴香三两，炒香　苍术二两，米泔浸一宿，用竹刀刮去粗皮，切片，用葱白一握，共炒黄

上为细末，酒糊为丸，如梧子大。每服五十丸，空心食前温盐酒或盐汤下，一日两服。切忌诸血。

陈书林云：先公晚年常服此，饮啖倍进。后见钱都仓，年八十，须鬓皆黑，询其所以，云：自三十岁以后，日进一服。

八仙丹

治虚损，补精髓，壮筋骨，益心智，安魂魄，今人悦泽，驻颜轻身，延年益寿，闭固天癸。

伏火朱砂　真磁石　赤石脂　代赭石　石中黄　禹余粮六味并用醋淬　乳香没药八味各一两

上为细末，匀研极细，糯米浓饮丸如梧桐子大，或如豆大。每服一粒，空

心盐汤下。

有人年几七旬，梦漏，羸弱，气惙惙然，虚损得此方服之，顿尔强壮，精气闭固，饮食如旧。

草还丹

延年益寿，耐寒暑，能双修德行，可登地仙。

补骨脂　熟地黄　远志　地骨皮　牛膝　石菖蒲

上等份末，酒糊为丸，如梧桐子大。每服三五十丸，空心日午温酒下，盐汤、熟水亦可。

大治虚劳、白浊，乃翊圣真君降授与张真人方。服之百日，百病除；二百日，精髓满，视听倍常，神聪气爽，瘟疫不侵；服三百日，步骤轻健，鬓须如漆，反老还童。

小丹

益寿延年，安宁神志魂魄，流滋气血脉络，开益智慧，释散风湿，耳目聪明，筋力强壮，肌肤悦泽，气宇泰定。

熟地黄　肉苁蓉酒浸，各六两　五味子　菟丝子酒浸，各五两　柏子仁别研　石斛　巴戟去心　天门冬去心　蛇床子炒　覆盆子各三两　续断　泽泻　人参　山药　远志去心，炒焦　山茱萸　菖蒲　桂心　白茯苓　杜仲剉，炒丝断，各二两　天雄炮去皮脐，秤二两　炼成钟乳粉扶衰三两，续老二两，常服一两，气完则拆去

上为末，蜜丸，如梧桐子大。食前酒服三十丸至五十丸。忌五辛、生葱、芜荑、饧、鲤。虚人多起，去钟乳，倍地黄；多忘，倍远志、茯苓；少气神虚，倍覆盆子；欲光泽，倍柏子仁；风虚，倍天雄；虚寒，倍桂心；小便赤浊，三倍茯苓，一倍泽泻；吐逆，倍人参。

此方补劳益血，去风冷百病，诸虚不足，老人精枯神耗，女子绝伤断绪，并皆治之。

交感丹

俞居易之祖通奉云：予年五十一岁，遇铁瓮申先生，授此秘术，确志行持，服食一年，大有补益。平日所服药一切屏去，而饮食嗜好不减壮岁，此药之功大矣。今年八十有五，享天然之寿。爱以秘方传之世人，普愿群生，同登道果，后有牙药，可同用之。

茯神四两　香附子一斤，用新水浸一宿，白内锉去毛，炒令黄色

上为细末。炼蜜，圆如弹子大。每服一丸，早晨细嚼，用降气汤下。

降气汤

茯神一两　香附子半两，制法如前　甘草一两半，炙

上为细末，每服二钱，沸汤点下前药。

揩牙法

香附子五两，修治如前法，捣　生姜四两，同淹一宿，炒令焦黑　青盐二两，研细，拌匀，同上药收

上每夜临卧，以少许揩牙，如常法。

神仙训老丸

昔有宣徽使在钟南山路边，见村庄一妇人，年方二八，持杖责一老儿，年约百岁。宣徽驻车，令问何故。妇人至车前云：此老儿是妾长男。宣徽怪之，下车问其仔细。妇人云：适来责此长男，为家中自有神药，累训令服，不肯服，至令老迈，须发如霜，腰曲头低，故责之。宣徽因恳求数服并方以归。常服延年益寿，气力倍常，齿落再生，发白再黑，颜貌如婴儿。

生干地黄　熟干地黄各五两　川椒十两，不去核　牛膝三两，酒浸了为末　大黑豆一升，生用　干山药五两　雌雄何首乌各十两。雌者白，雄者赤，雄者不碾　肉苁蓉五两　枸杞五两　藁本十两，洗

上将雌何首乌为末，用水甑内旦辰蒸，日出晒，夜间露，如此九蒸九晒九露，数足，焙焦为末，酒糊丸，如梧桐子大。空心温酒盐汤下。忌萝卜。

此药性温无毒，治百病，补下元，光泽皮肤，婴儿亦可服之。

经进地仙丸

凡丈夫妇人五劳七伤，肾气衰败，精神耗散，行步艰辛，饮食无味，耳焦眼昏，皮肤枯燥，妇人脏冷无子，下部秽恶，肠风痔漏，吐血泻血，诸风诸气，并皆治之。

川牛膝酒浸一宿，切焙　肉苁蓉酒浸一宿，切焙　川椒去目　附子炮。以上各四两　木鳖子去壳　地龙去土，以上各三两　覆盆子　白附子　菟丝子酒浸，研　赤小豆　天南星　防风去芦　骨碎补去毛　何首乌　萆薢　川羌活　金毛狗脊去毛　乌药以上各二两　绵黄芪　人参各一两　川乌炮　白茯苓　白术　甘草各一两

上为细末，酒煮，面糊为圆，如梧桐子大。每服三四十圆，空心温酒下。

陶隐居以此方编入《道藏》。时有人母，幼年得风气疾，久治不瘥，五十余年。隐居处此方修合，日进二服。半年，母病顿愈，发白返黑，齿落再生。至八十岁，颜色如少年人，血气筋力倍壮，耳目聪明。其家老仆七十余岁，窃

服此药，遇严冬，御绨葛，履霜雪无寒色。有别业去家七十里，每使老仆往返不移时，又能负重，非昔时比，几成地仙。

八味丸

刘戴花方，老人常服，延寿延年。

川巴戟一两半，酒浸去心，用荔枝肉一两，同炒赤色，去荔枝肉不要　高良姜一两，剉碎，用麦门冬一两半，去心同炒，赤色为度，去门冬子　川楝子二两，去核，用降真香一两，剉碎同炒，油出为度，去降真香　吴茱萸一两半，去梗，用青盐一两，同炒后，茱萸炮，同用　胡芦巴一两，用全蝎十四个，同炒后，胡芦巴炮，去全蝎不用　山药一两半，用熟地黄同炒焦色，去地黄不用　茯苓一两，用川椒一两，同炒赤色，去椒不用　香附子一两半，去毛，同牡丹皮一两，同炒焦赤色，去牡丹皮不用

上一处，研为细末。盐煮，面糊为丸，如梧桐子大。每服四五十丸，空心食前盐汤下，温酒亦得。

此方温，平补肝肾，清上实下，分清浊二气，补暖丹田，接华池真水，三车不败，五漏不生，热不流于上膈，冷不侵于脾胃，令人耳目聪明。治积年冷病，除累岁沉疴，兼治遗精、白浊、妇人赤白带下。其效如神。

双补丸

刘上舍之祖在京师辟雍，得史载之家传方，服此四十载，享年八十七岁。

熟地黄半斤，补血　菟丝子半斤，补精

上为细末，酒糊为丸，如梧桐子大。每服五十丸，人参汤下。

此方治下部虚冷，平补，不热不燥。气不顺，沉香汤下；心气虚，茯苓汤下；心经烦躁，酸枣仁汤下；小便少，车前子汤下；小便多，益智汤下。

二黄丸

黄德延曰：夫人心生血，血生气，气生精，精盛则须发不白，颜貌不衰，可以延年益算。其夭阏者，多由服热药，性燥不能滋生精血也。予深烛此理，以谓药之滋补，无出生熟二地黄、天麦二门冬，世人徒知服二地黄，而不知以门冬为引导，则服二地黄者，徒过去尔。生地黄生精血，用天门冬引入所生之地；熟地黄补血，用麦门冬引入所补之地，四味互相。该说载于《本草》，可考而知。而又以人参为通气之主，使五味并归于心。药之滋补，无出于此。

生地黄　熟地黄　天门冬去皮　麦门冬去心，各一两　人参一两

上五味为末，炼蜜为丸，如梧桐子大。每服三十丸至五十丸，空心温酒盐汤下。

此方常服，十日明目，十日不渴，自此以往，可以长生。予登真人之位，此药之功也。

扶羸黑白丹 治年尊气血虚耗，精血少不能荣养经络，精神枯瘁，行步战掉，筋脉缓纵，目视茫茫。

黑丹：

用麋茸，去床骨、皮毛，酒浸一宿，酥炙令黄。又用鹿茸，事治如麋茸之法。各等份，并为细末，酒糊为丸，如梧桐子大。

白丹：

用钟乳粉一味，糯米糊为丸。

上用此二丹，杂之而服。如觉血少，即多用黑丹；如觉气不足，即多用白丹。温酒或米饮吞下，空心食前服。史丞相常服此二丹。

还少丹

西川罗赤脚方。大补心肾，治一切虚败，心神耗散，筋力顿衰，腰脚沉重，肢体倦怠，血气羸乏，小便昏浊。服药五日，颇觉有力；十日，精神爽健；半月，气稍壮；二十日，耳目聪明；一月，夜思饮食。久服令人身体轻健，筋骨壮盛，怡悦颜色。妇人服之，姿容悦泽，大暖子宫，去一切等疾。

山药 牛膝酒浸一宿，焙干。以上各二两 远志 山茱萸 白茯苓 五味子 肉苁蓉酒浸一宿，切，焙干 石菖蒲 巴戟去心 楮实子 杜仲去粗皮，姜汁并酒涂 茴香各一两 枸杞子 熟干地黄各半两

上为细末，炼蜜入枣肉为丸，如梧桐子大。每服三十丸，温酒盐汤下。日进三服，空心，食前。看证候加减用药：身热，加山栀子一两；心气不宁，加麦门冬子一两；精液少，加五味子一两；阳气弱，加续断一两。

胜骏丸 治老人元气不足，真气虚弱，及诸虚，寒湿气逆袭，手足拳挛，屈伸不得，筋脉不舒，行步不随。常服益真气，壮筋骨。治肤，散一切风。

附子一枚，重八九钱，重去皮脐 当归一两，酒浸一宿 天麻酒浸 牛膝酒浸 酸枣仁炒 防风各一两 熟地黄酒浸 没药别研 木香不见火 全蝎去嘴、足、稍尾 羌活 甘草炙 槟榔 萆薢炒 苁蓉酒浸 破故纸 巴戟各一两 木瓜四两 麝香二钱半，别研 乳香半两，别研

上二十味，除乳香、没药、麝香别研外，捣罗为末。用生地黄三斤，净洗研烂如泥，入无灰酒四升，烂煮如膏。以前药拌匀，杵令坚，每两分作十丸。每服一丸。细嚼，临卧酒送下。如服半月，见效甚速。无事人服此，亦壮筋力，

行步如飞，故名胜骏。此药专在地黄膏要熬得好，惟春夏好合，以有生地黄也。若合半剂，每味减半。此方黄谦仲传于永福陈学谕

鲙齑散 老人脾胃久弱，饮食全不能进，两服立效。王医继先进高庙方。

附子七个，炮　丁香　藿香叶　官桂　木香各三钱　人参半两

上为末，每服二大钱，以寻常辣糊齑半盏，热调服，用匙挑服之。

姜黄散 治老人脾泄。

鹰爪黄连一两，断作小段　生姜四两，净洗，和皮切作骰子块

上于银器内同炒，得姜焦黄色，去姜。以黄连碾为细末，腊茶清调下二钱，不拘时。吴兴沈漕德器传。

通利散 治老人秘涩。

和剂方，嘉禾散须用广州增城县随风子

上每服三大钱，水一盏半、生姜三片、枣二枚，煎至七分，入蜜一匙，再煎，去滓，不拘时。制帅谢尚书用光传。

脾约丸 治老人津液少，大便燥，小便涩，其脾为约。

大黄二两，酒洗，焙　厚朴　枳壳　白芍药各半两　麻子仁一两，微炒　杏仁三分

上为末，蜜丸如桐梧子大。每服二十丸，温水下，加至三十丸。

磨积丸 治老人磨滞积，去浮肿。

厚朴　白姜　缩砂　胡椒　青皮　苍术　麦芽　陈茱萸　肉桂不见火

上用醋同盐煮，再焙干为细末。酒糊为丸，如梧桐子大。每服十丸，日午或临睡，香附子煎汤吞下，橘皮汤亦得。此方老幼常服，快脾进食。

白芷丸 治老人气虚头晕。

白芷　石斛　干姜各一两半　细辛　五味子　厚朴　肉桂　防风　茯苓　甘草　陈皮各一两　白术一两一分

上为细末，炼蜜丸，如梧桐子大。每服三十丸，清米饮下。不饥不饱服。邵致远年八十有三，有此疾，得此方，数服即愈。杨吉老传。

治眼昏，**夜光育神丸**

养神明，育精气，主健忘，益智聪心，补血不壅燥，润颜色，远视移时，目不眈眈，脏腑调适。久服目光炯然，神宇泰定，语音清彻，就灯永夜，眼力愈壮，并不昏涩，不睡达旦，亦不倦怠。服两三月后，愈觉神清眼明，志强力盛，步履轻快，体气舒畅，是药之效。常饵如饮食，一日不可辍。惟在修合，

洗濯洁净。药材须件件正当，不宜草率。

熟地黄洗，晒干，酒浸　远志净洗，就砧上捶碎，取皮去骨木　牛膝去芦　菟丝子净洗，晒干，以酒浸，别研如泥　枳壳净洗去穰，麸炒赤色　地骨皮须自取净，洗净，砧上捶打，取皮　当归净洗，晒干，焙亦得

以上七味各等份，逐一秤过，分两平，除地黄、菟丝子别器用酒浸，其余五味同剉细，共入一钵内或瓷瓮内。若每件十两，都用第一等无灰浓酒六升，同浸三宿，取出，文武火焙干。须试火，令得所，不可太猛，恐伤药性。十分焙干，捣罗为末，以两手拌令十分匀。炼蜜为丸，如梧桐子大。每服空心盐酒下三十丸，加至四五十丸，亦不妨。若不饮酒，盐汤亦得，但不如酒胜。炼蜜法，冬五滚，夏六七滚，候冷，以纸贴惹去沫，丸后都入微火焙，少顷，入瓷收。陈书林云：黄牧仲司谏常服此药，晚年目视甚明，因传其方。

李守愚取黑豆紧小而圆者，侵晨以井花水吞二七粒，谓之五脏谷，到老视听不衰。《本草》云：熟地黄、麦门冬、车前子相杂，治内障眼有效。屡试信然。其法：细捣罗，蜜丸如桐子大。三药皆美，捣罗和合，异常甘香，真奇药也。

牢牙乌髭方

绍定壬辰，江淮赵大使克复盱眙时，纳合行省相公，名买住，来金陵，予在赵监军厅同会。纳合年逾七十，鬓发髭须皆白。质其所由，谓吾国有行台，出典藩镇，髭须皓然，数载归朝，而须发皆黑。人怪其异，自序遇一方，牢牙乌髭，岁久得效，因传其方，却不言分两，续乙巳年会张经历朝请，始得分两云。紫壶温尉序。

旱莲草二两半。此草有二种：一种是紫菊花，炉火客用之；此一种，再就北人始识之，《本草》中名鳢肠草，孙真人《千金方》名金陵草，浙人谓之莲子草，其子若小莲蓬故也　芝麻莘三两。此是压油了麻枯饼是也　诃子二十个，并核剉　不蛀皂角三铤　月蚕沙二两　青盐三两半，盖青盐吾乡少，且贵价，只以食盐代之，但药力减少　川升麻三两半，最治牙痛

上为末，醋打薄糊为丸，如弹子大，捻作饼子，或焙或晒。以干为度。先用小口瓷瓶罐子，将纸筋泥固济，曝干，入药饼在瓶内，塘灰火中烧令烟出，若烟淡时，药尚存性，急取退火，以黄泥塞瓶口，候冷，次日出药旋即数丸旋研为末。早晚用如揩牙药，以温汤灌嗽使牙药时，须少候片时，方使灌漱。久用功莫大焉。

乌髭方甚多，此方颇为奇异，故抄之。

吾祖知县承议公家传常用牢牙方：

荆芥不见火　土芎　细辛　当归

上为末，使时未可便用水漱，须令药气入牙内，良久方漱为佳。常用至老，牙不动摇。

擦涌泉穴

其穴在足心之上，湿气皆从此入。日夕之间常以两足赤肉，更次用一手握指，一手磨擦，数目多时，觉足心热，即将脚指略略动转，倦则少歇，或令人擦之亦得，终不若自擦为佳。陈书林云：先公每夜常自擦至数千，所以晚年步履轻便。仆性懒，每卧时只令人擦至睡热即止，亦觉得力。乡人郑彦和自太府丞出为江东仓，足弱不能陞辞。枢莞黄继道教以此法，逾月即能拜跪。雪人丁邵州致远病足半年，不能下床，遇一道人，亦授此法，久而即愈。今笔于册，用告病者，岂曰小补之哉！

东坡云：扬州有武官侍真者，官于二广十余年，终不染瘴，面色红腻，腰足轻快。初不服药，唯每日五更起坐，两足相向，热磨涌泉穴无数，以汗出为度。

欧公平生不信仙佛，笑人行气，晚年云：数年来足疮一点，痛不可忍，有人传一法，用之三日，不觉失去。其法：重足坐，闭目握固，缩谷道，摇飚为之，两足如气球状，气极即休，气平复为之，日七八，得暇即为，乃般运捷法也。文忠痛已即废。若不废，常有益。又《与王定国书》云：摩脚心法，定国自己行之，更请加工不废，每日饮少酒，调节饮食，常令胃气壮健。涌泉穴在足心陷者中，屈足卷指宛宛中，足少阴脉所出，为井地。

擦肾俞穴

陈书林云：余司药市仓部轮差，诸军请米受筹，乡人张成之为司农丞监史同坐。时冬严寒，余一二刻间两起便溺。问曰：何频数若此。答曰：天寒自应如是。张云：某不问冬夏，只早晚两次。余谂之曰：有导引之术乎？曰：然。余曰：旦夕当北面。因暇专往叩请。荷其口授曰：某先为李文定公家婿，妻弟少年遇人有所得，遂教小诀：临卧时坐于床，垂足，解衣，闭气，舌柱上腭，目视顶，仍提缩谷道，以手磨擦两肾俞穴，各一百二十次，以多为妙，毕即卧。如是三十年，极得力。归禀老人，老人行之旬日，云：真是奇妙。亦与亲旧中笃信者数人言之，皆得效。今以告修炼之士云。

妇人小儿食治方

陈令尹书精细限好处，在食治诸方。然老人晚景，儿孙眷辑，团栾侍奉。诸妇妊娠，望得雄之喜；诸孙襁褓，快含饴之乐。其间或有疢疾者在目前，岂不萦怀！余畴昔闻见所抄，有妇人小儿食治诸方，用之良验。今附益于编末，亦以资耆英闲览，且以备用云。

血气诸方

地黄粥 治妇人血气不调。

生地黄汁二合 粟米一合 粳米一合 诃黎勒炮，去核为末，半两 盐花少许

上以水三升，先煮二米，将熟，次入诃黎勒末、地黄汁、盐花，搅匀，煮令稀稠得所，分二服。

猪肚粥 治妇人腹胁血癖气痛，冲头面熻熻，呕吐酸水，四肢烦热，腹胀。

白术二两 槟榔一枚 生姜一两半，切，炒

上三味，粗捣筛，以猪肚一枚，治如食法。去涎滑，纳药于肚中，缝口。以水七升，煮肚令熟。取汁，入粳米及五味同煮粥，空腹食之。

羊肉面棋子 治妇人血气癖积，脏腑疼痛泄泻。

小麦面四两 肉豆蔻去谷，为末 荜茇为末 胡椒为末 蜀椒去目，并闭口炒出汗。各一钱末

上五味拌匀，以水和作棋子，用精羊肉四两，细切，炒令干。下水五升，入葱、薤白各五茎，细切，依常法煮肉，以盐醋调和，候熟滤去肉，将汁煮棋子，空腹热食之。

猪肾棋子 治妇人血积久惫冷气，心腹常疼。

小麦面四两 良姜末 茴香末 肉苁蓉去皮，炙为末 蜀椒各一钱，末 豮猪肾一对，去脂膜，切如绿豆大

上六味，除肾外，以水切作棋子，先将肾以水五碗煮，次入葱、薤白各少许。候肾熟，以五味调和如常法，入药棋子，再煮令熟。分三次，空腹食之。

半夏拨刀 治妇人疢癖血气，口吐酸水。

大麦面四两　半夏汤洗去滑尽，炒半两，为末　桂去粗皮，一钱，为末

上三味，同以生姜汁并米醋少许和，切作拨刀，熟煮如常法，空心食之。

妊娠诸病

麦门冬粥 治妊娠胃反，呕逆不下。

生麦门冬去心净洗，切碎研烂绞汁，取一合　白粳米净淘，二合　薏苡仁拣净去土，一合　生地黄肥者，四两，净洗切碎研烂，绞汁三合　生姜汁一合

上以水三盏，先煮煎粳米、薏苡仁二味令百沸，次下地黄、麦门冬、生姜三味汁相和，煎成稀粥，空心温服。如呕逆未定，晚后更煮食之。

生地黄粥 治妊娠下血漏胎。

生地黄汁一合　糯米净淘，一合

上先将糯米煮作粥，熟后下地黄汁，搅调匀服之。每日空腹服。

陈橘皮粥 治妊娠冷热气痛连腹，不可忍。

陈橘皮汤浸去白，焙，一两　苎麻根刮去土，曝干，一两　良姜末，三钱　白粳米择净，半合

上四味，除粳米外，捣罗为散，每服五钱匕。先以水五盏煎至三盏，去滓，入粳米半合、盐一钱，煮作粥食之。空心一服，至晚更一服。

豉心粥 治诸种疟疾，寒热往来。

豆豉心二合，以百沸汤泡，细研　柴胡去苗，二钱，末　桃仁汤浸去皮尖，研，三十个

上先将豆豉心、桃仁，以白米三合、水半升同煮为粥。临熟入柴胡末，搅匀食之。

阿胶粥 治妊娠胎动不安。

阿胶一两，捣碎，炒令黄燥，捣为末　糯米

上先将糯米煮粥，临熟下阿胶，搅匀温食之。

鹿头肉粥 治妊娠四肢虚肿，喘急胀满。

鹿头肉半斤　蔓荆子去土，一两　良姜　茴香炒令香。各半两

上四味，除鹿肉外，捣罗为末。每服四钱匕，先将水五盏煮鹿肉，候水至三盏去肉，下白米一合同药末，候米熟下五味，调和得所。分作三服，一日食尽。

鲤鱼粥 治妊娠安胎。

鲤鱼一尾，治如食法 糯米一合 葱二七茎，细切 豉半合

上以水三升，煮鱼至一半，去鱼入糯米、葱、豉，煮粥食之。

葱粥 治妊娠数月未满损动。

葱三茎 糯米三合

上以葱煮糯米粥食之。如产后血运，用之亦效。

竹沥粥 治妊娠常若烦闷。

淡竹沥三合 粟米二合

上以水煮粟米成粥，临熟下竹沥更煎，令稀稠得所，温食之。

苎麻粥 治妊娠胎不安，腹中疼痛，宜常食。

生苎麻根一两，净洗，煮取汁二合 白糯米二合 大麦面一合 陈橘皮浸去白，炒半两，末

上四味，以水同煮为粥，令稀稠得所，熟后入盐少许。平分作二服，空腹热食之。

鲤鱼羹 治妊娠伤动，胎气不安。

鲜鲤鱼一头，理如食法 黄芪剉，炒 当归切，焙 人参 生地黄各半两 蜀椒十粒，炒 生姜一分 陈橘皮汤浸去白，一分 糯米一合

上九味，剉八味，令匀细，纳鱼腹中，用绵裹合，以水三升煮鱼熟，将出去骨取肉，及取鱼腹中药，同为羹，下少盐醋，热啜汁吃，极效。

黄鸡臛 治妊娠四肢虚肿，喘急，兼呕逆不下。

黄雄鸡一只，去头足及皮毛、肠胃等，洗净去血脉，于沸汤中掠过，去腥水 良姜一两 桑白皮刮净，剉，一两半 黄芪拣剉，一两

上四味，剉后三味，与鸡同煮，候鸡熟去药，取鸡留汁。将鸡细擘去骨，将汁入五味调和，入鸡肉再煮，令滋味相入了。随性食之，不计早晚，不妨别服药饵。

鸡子羹 治妊娠胎不安。

鸡子一枚 阿胶炒令燥，一两

上取好酒一升，微火煎胶，令消后，入鸡子并盐一钱和之。分作三服，相

次食之。

山芋面棋子　治妊娠恶阻呕逆，及头痛，食物不下。

生山芋一尺，于沙盆内研，令尽，以葛布绞滤过　苎麻根一握，去皮，烂捣碎

上研匀，入大麦面三两，和搜细切，如棋子大，于葱薤羹汁内煮熟，旋食之。

木瓜面棋子

木瓜一枚，大者，切　蜜二两

上二味于水中同煮，令木瓜烂，于沙盆内细研，入小麦面三两，搜令相入，薄捍，切为棋子。每日空心，用白沸汤煮强半盏，和汁淡食之。

鸡肉索饼　治妊娠，养胎脏，及治胎漏下血，心烦口干。

丹雄鸡一只，取肉，去肚，作臛　白面一斤

上二味，搜面作索饼，和臛任意食之。

鸡子酒　治妊娠血下不止。

鸡子五枚，取黄

上取好酒一盏，同煎如稀饧，顿服之。未差更作服之，以差为度。

小豆饮　治妊娠漏胎，血尽子死。

赤小豆半斤　蜀椒去目，并闭口炒，出汗，十四枚　乌雌鸡一只，理如食法

上三味，以水二升，同煮令熟。取汁，时时饮之。未差，更作服之。

葱豉汤　治妊娠伤寒头痛。

豉一合　葱白一握，去根，切　生姜一两半

上以水一大盏，煮至六分，去滓分二服。

产后诸病

论曰：妊娠者十月既足，百骨皆坼，肌肉开解，然后能生。百日之内，犹名产母，时人将调一月，便为平复，岂不谬乎？若饮食失节，冷热乖理，血气虚损，因此成疾。药饵不和，更增诸病。今宜以饮食调治为良。

鲍鱼羹　治产后乳汁不下。

鲍鱼肉半斤，细切　麻子仁一两半，别研　葱白二茎，切碎　香豉半合，别研

上先将水三升煮鱼肉，熟后，入后三味，煮作羹，任意食之。

猪蹄粥　治产后乳汁不下。

母猪蹄一只，治如食法，以水三盏，煮取二盏，去蹄　王瓜根洗切　木通剉碎　漏芦去芦头。各一两

上四味，除猪蹄汁外，粗捣筛。每服三钱匕，以煮猪蹄汁二盏，先煎药至一盏半，去滓，入葱、豉、五味等，并白米半合，煮作粥，任意食之。

猪蹄羹　治产后乳汁不下。

母猪蹄二只，净洗，剉　木通一两半，剉作寸段

上先将木通，以水五升，煎取四升。去木通，和猪蹄入五味，如常法煮羹，任意食。

又方

猪蹄一具，洗剉　粳米一合，净淘

上用不拘多少，入五味煮作羹，任意食，作粥亦得。

牛肉羹　治产后乳无汁。

牛鼻肉净洗，切作小片

上用水煮烂，入五味，如常法煮作羹，任意食之。

鹿肉臛　治产后乳无汁。

鹿肉四两，洗切

上用水三碗煮，入五味作臛，任意食之。

三肉臛　治产后乳汁不下。

龟肉二两，洗切　羊肉三两，洗切　獐肉三两，洗切

上用水不拘多少，入五味煮为臛，食之。

苏麻粥　治妇人产后有三种疾，郁冒则多汗，汗则大便秘，故难于用药，惟此粥最佳，且稳。

紫苏子　大麻子二味各半合，洗净，研极细，用水再研，滤汁二盏，分二次，粥啜

上此粥不独产后可服，大抵老人诸虚，久风秘，皆得力。尝有一贵人母，年八十四，忽腹满头疼，恶心不能食。医家供补脾进食、治风清头目药，数日疾益甚。恳予辨之。予曰：误矣！此老人风秘，脏腑壅滞，聚膈中，则腹胀恶心，不喜食，至巅头痛神昏，如得脏腑流畅，诸疾悉去。予进此，而气泄，下结粪如胡椒十余，少间通利，诸证悉去。许学士方

茯苓粥　治产后无所苦，欲睡而不得睡。

白茯苓去黑皮，取末，半两　粳米二合

上二味，以米淘净煮粥，半熟即下茯苓末，粥熟，任意食之。

地黄粥　治初产，腹中恶血不下。

生地黄五两，捣绞汁三合　生姜捣绞，取汁三合　粳米净淘，三合

上先将米如常法煮粥，临熟下地黄及生姜汁，搅令匀，空腹食之。

紫苋粥　治产前后赤白痢。

紫苋叶细剉，一握　粳米二合

上先以水煎苋叶，取汁去滓。下米煮粥，空心食之，立瘥。

滑石粥　治产后小便不利，淋涩。

滑石半两，别研　瞿麦穗一两　粳米三合

上以水三升，先煎瞿麦取二升半，滤去滓。将汁入米，煮如常粥，将熟入盐少许，葱白三寸，方入滑石末，煮令稀稠得所。分作三度食之。

羊肉粥　治产后七日后，宜吃此粥。

白羊肉去脂膜，四两，细切　粳米净淘，三合　生地黄汁三合　桂去粗皮，剉取末，一分

上以水煮肉并米，熟后入地黄汁并桂末，令得所。以五味调和，空心任意食之。

猪肾粥　治产后寒热状如疟，猪肾粥方：

猪肾去脂膜，细切，一对　香豉一合　白粳米二合　葱三茎，细切

上四味，以水三升，煮猪肾、豉、葱至二升，去滓，下米煮如常法，以五味调和作粥食之。未瘥更作。

黄雌鸡饭　治产后虚羸，补益。

黄雌鸡一只，去毛及肠肚　生百合净洗择，一果　白粳米饭一盏

上将粳米饭、百合入在鸡腹内，以线缝定，用五味汁煮鸡令熟。开肚取百合粳米饭，和鸡汁调和食之，食鸡肉亦妙。

黄雌鸡羹　治产后虚损。

黄雌鸡一只肥者，理如食法　葱白五茎，切　粳米半升

上三味，依常法以五味调和为羹，任意食之。

猪肚羹　治产后积热劳极，四肢干瘦，饮食不生肌肉。

獖猪肚一件，净洗，洗以小麦煮令半熟取出，肚细切，令安一处　黄芪剉碎，半两　人参三分　粳米三合　莲实剉碎，一两

上以水五升煮猪肚，入人参、黄芪、莲实，候烂，滤去药并肚，澄其汁令清，方入米煮，临熟入葱白、五味调和作粥。任意食。

寿亲养老新书（节选）

卷之二

89

鲫鱼羹 治产后乳无汁。

鲫鱼一斤 蛴螬五个

上依常法煮羹，食后食之。

鲫鱼鲙 治产后赤白痢。

鲫鱼一斤，治如食法 莳萝 陈橘皮汤去白，焙 芜荑 干姜炮 胡椒各一钱，为末

上取鲫鱼作鲙，投热豉汁中，入盐、药末，搅调，空腹食之。

脯鸡糁 治产后心虚怔悸，遍身疼痛。

黄雌鸡一只，去毛头足肠胃，净洗，以小麦两合，水五升，煮鸡半熟，即取出鸡，去骨 蜀椒去目，并闭口炒，汗出，取末一钱 柴胡去苗，二钱 干姜末半钱 粳米三合

上先取水再煮鸡及米，令烂，入葱、薤、椒、姜、柴胡末等，次又入五味盐酱，取熟，任意食之。

猪肾臛 治产后风虚劳冷，百骨节疼，身体烦热。

猪肾一对，去脂膜，薄切 羊肾一对，去脂膜，薄切

上以五味并葱白豉为臛。如常食之，不拘时。

冬瓜拨刀 治产后血壅消渴，日夜不止。

冬瓜研，取汁三合 小麦面四两 地黄汁三合

上三味一处搜和，如常面，切为拨刀。先将獐肉四两细切，用五味调和煮汁，熟后，却漉去肉，取汁，下拨刀面，煮令熟。不拘多少，任意食之。

煨猪肝 治产后赤白痢，腰腹疼痛，不能下食。

猪肝四两 芜荑末，一钱

上将猪肝薄切，糁芜荑末于肝叶中，五味调和，以湿纸裹，塘灰火煨熟，去纸食。

生藕汁饮 治产后恶血不利，壮热虚烦。

生藕汁 地黄汁各半盏 蜜一匙 淡竹叶一握，切，以水一盏半，煎取汁半盏

上四味同煎沸熟，温分三服，日二夜一。

又方

治妇人蓐中好食热面酒肉，变成渴燥。

生藕汁 生地黄汁各半盏

上二味，相和温暖，分为三服。

小儿诸病

四米汤　治小儿泄注。

粱米　稻米　黍米各三合　蜡如半弹丸大

上以东流水二升，煮粱米三沸，绞去滓。以汁煮稻米三沸，去滓。用汁煮黍米三沸，绞去滓。置蜡于汁中，候蜡消。每服半合，空心午后各一，随儿大小增减。

牡丹粥　治小儿癖瘕病。

牡丹叶　漏芦去芦头　决明子各一两半　雄猪肝去筋膜，切研，二两

上以水三升，煎前三味，去滓，取一升半，入猪肝及入粳米二合，煮粥如常法。空腹食之，随儿大小加减。

扁豆粥　治小儿霍乱。

扁豆茎切，焙，一升　人参二两

上以水三升，先煮扁豆茎令熟，下人参，煎至二升，去滓，取汁煮粟米三合为粥，与乳母食。临乳儿时，先将去少许冷乳汁，然后乳母常食此粥，佳。

猪子肝　治小儿久痢。

猪子肝一具

上切作片，炙熟，空心食之。

鸡子饵　治小儿秋夏中暴冷，忽下痢，腹胀，乍寒乍热，渴甚。

鸡子二枚，去壳　胡粉半两，炒令黄　黄蜡一枣大

上先下黄蜡于铫子内，微火上熔，次下鸡子黄及胡粉调和，候冷作饼，与儿空心午后食之，量儿大小增减。

牛乳饮　治小儿哕。

牛乳一合　生姜汁半合

上于银器中，慢火同煎至六七沸。一岁儿饮半合，仍量儿大小，以意加减。

甘草豆方　冬月小儿解诸热毒，老人亦宜服之。

大黑豆三升，净洗　甘草三两，细锉

上用水六升，煮令烂熟。时时以三五十颗与小儿食之，汁亦可服。又可用已煮过黑豆入香药末，和匀，甑上蒸，令香软尤佳。

卷之三

食后将息法

平旦点心讫，即自以热手摩腹，出门庭行五六十步消息之。中食后，还以热手摩腹，行一二百步，缓缓行，勿令气急。行讫，还床偃卧。颗苏煎枣啜半升以下人参、茯苓、甘草等饮，觉似少热。即以麦门冬、竹叶、茅根等饮，量性将理。食饱不宜急行及走，不宜大语、远唤人、嗔喜卧睡。觉食散后，随其所业，不宜劳心力。腹空即须索食，不宜忍饥。生硬黏滑等物，多致霍乱。秋冬间，暖裹腹。腹中微似不安，即服厚朴、生姜等饮。如此将息，必无横疾。

养性

鸡鸣时起，就卧床中导引讫，梳漱即巾正坐，量时候寒温吃点心饭若粥。若服药，先饭食。服药吃酒消息讫，入静室烧香诵经，洗雪心源，息其烦虑。良久事了即出，徐徐步庭院散气，地湿，即勿行，但屋下东西步，令气散。家事付与儿子，不宜关心。平居，不得嗔叫、用力、饮酒至醉，并为大害。四时气候和畅之日，量其时节寒温，出门行三二里，及三百二百步为佳。量力行，但勿令气乏喘而已。亲故相访间同行出游百步，或坐，量力谈笑，才得欢通，不可过度耳。人性非合道者，焉能无闷？须畜数百卷书，《易》《老》《庄》等。第一勤洗浣，以香沾之。身数沐浴令洁净，则神安道胜也。左上供使之人，得清净子弟，小心少过谦谨者，自然事闲，无物相恼，令人气和心平。凡人不能绝嗔，若用无理之人，易生嗔怒，妨人导性。

二篇之旨，养卫得理，皆沈存中《怀山录》所述。存中名括

补养药膳诸法

地黄粥

切地黄二合，候汤沸，与米同下铛，先取酥二合，蜜一合，同炒令香熟，

别贮之。候粥欲熟乃下，同煮取熟。

胡麻粥

乌油麻去皮，蒸一炊，曝干，更炒令香熟。每用白粳米一升、胡麻半升，如常煮粥法为之，临熟加糖蜜任意，极香甘。胡麻多治之，临时取用。

乳粥

牛羊乳皆可。先淅细粳米令精细，控令极干。乃煎乳令沸，一依用水法，乃投米煮之，候熟即抁置碗中。每碗下真酥半两，置粥上令自镕如油，遍覆粥上，食时旋搅，美无比。

山芋粥薯蓣生于山者名山药，一名山芋

山芋山生者佳，圃种者无味。取去皮，细石上磨如糊。每碗粥用山芋一合，以酥二合、蜜一合，同炒令凝，以匙揉碎，粥欲熟投搅令匀，乃出。

栗粥

小栗去壳，切如米粒。每粳米一升，栗肉二合，同米煮，更无他法。

百合粥

生百合一升，切，蜜一两，同水窨熟，投欲熟粥中，每碗用三合。

麋角粥

新麋角一具，寸截，流水内浸三日，刷腥秽，以河水入砂瓶或银瓶内，以桑叶塞瓶口，勿令漏气，炭火猛煮，时时看候，如汤耗，旋益热汤。一日许，其角烂似熟山芋，掐得酥软即止，未软更煮，慎勿漏气，漏气则难熟。取暴干为粉，其汁澄滤，候清冷，以绵滤作胶片，碗盛，风中吹干。麋角胶别入药。每粥一碗，入麋角粉五钱，盐一匙同搅，温服。

枸杞子粥

枸杞子生研，揿取汁，每一碗粥可用汁一盏，加少熟蜜同煮。

马眼粥

新黑豆一斗，净淘入大釜中，如常用水煮令熟，掰去汁，再入釜，以熟麻油浸之，豆上油深四指，密盖之，慢火煮，直候露出豆，即以匙拌转更煮，直令泣尽油即住。每粥一釜，可下熟豆三五碗，欲熟入，拌匀食之。

又法：

白米二升，别煮令熟。大颗黑豆一升，先以薄灰汁煮豆令熟。漉出豆，却

以清水烧沸，依前入豆再煮，透出，却以沙糖六两，用水两碗化滤过，入盐二两、酱三两，只用水取酱汁同煮熟。桃仁、杏仁皆可为粥，生去皮尖，略炒令香，细研，水绞取浓汁，随意入粥中煮，临时加酥蜜亦可。金罂术煎亦可作粥，一如用糖法。

诸山蔬可作粥者，皆只如菜粥法。

《礼记·内则》言：子事父母，妇事舅姑，进盥授巾之后，问所欲而敬进之，以饘酏为先。饘，厚粥；酏，薄粥也。故此篇详述《怀山录》中诸药糜法。陆放翁云：平旦粥后就枕，粥在腹中，暖而宜睡，天下第一乐也。

紫不托法

新黑豆煮取浓汁，搜面作汤饼，极甘美，能去面毒，令不蒸热，服丹石人尤宜食此。杂莼菜为羹，妙。

沈存中云：面治壅热，益气力，但不可多食，致令愤闷。料理有法，节而食之。馎饦、蒸饼及糕、索饼，起面等法在《食经》中。此法用黑豆汁搜面，则无毒矣。

造山药面法

取山药去皮薄切，日中暴干，柳箕中挼为粉，下筛。如常面食之，加酥蜜为淳面尤精。益气力，长肌肉，久服轻身，耳目聪明，不饥延年。

造干地黄法

九月末掘取肥大者，去须熟蒸，微暴干，又蒸，暴干。食之如蜜，可停。

芭蕉脯

蕉根有两种，一种黏者为糯蕉，可食。取作手大片，灰汁煮令熟，去灰汁，又以清水煮，易水令灰味尽，取压干，乃以盐、酱、芜荑、椒、干姜、熟油、胡椒等杂物研浥，一两宿出焙干，略捶令软。食之全类肥肉之味。

牛蒡脯

十月以后取根洗干，去皮切成片，少煮勿太烂，硬者即熟煮，并捶令软。下杂料物，如芭蕉脯法，浥焙取干。

笋脯，一如牛蒡脯法。

莲房脯

取嫩莲房去蒂，又去皮留中间络，入灰煮浥，一如芭蕉脯法。焙干，以石压令匾，作片收之。

蒼卜鲊

蒼卜花，即栀子也。采嫩花酿作鲊，极香美。白乐天方斋，刘禹锡馈以菊苗齑、芦菔鲊，换取乐天六班茶二囊，以自醒酒。

干蕨菜

采嫩蕨菜蒸熟，以干灰拌之，同曝极干，濯去灰，又曝干收之。临食，汤浸令软。味如合蕈。

石芥、荤菜

此二物极辛，为菹大佳。

苦益菜

苦益菜、青蘘苦麻，皆可作羹。

苦麻即今俗谓之胡麻者，叶作羹，大甘滑。_{其苗名青蘘。}

松蕊

去赤皮取嫩白者，蜜渍之，略烧令蜜熟，勿太熟，极香脆。

白芷

蜜渍、糟藏，皆可食。

防风芽

防风芽如胭脂色，天门冬芽如马椿，芹菜、荇芽，又有蘼芜、枸杞芽、菊芽、荇菜、水藻、牛膝芽、地黄嫩叶，皆如常菜治之。

东坡诗云：秋来霜露满东园，芦菔生儿芥有孙。我与何曾同一饱，不知何苦食鸡豚。况药菜之佳乎。

水苔

立春前采嫩者，淘泽令极净，其间多沙石蝶虫。取得压干，只入盐油完椒，切薤白同入瓶中酿为醋，醋浸食之，甚佳。又可油炒，加盐酱亦善。

瓜齑

生甜瓜拣取未熟者，每十斤随瓣切开，去穰不用。就百沸汤绰过，以盐五两匀擦翻转，豆豉末半升，酽醋升半，面酱斤半，马芹、川椒、干姜、陈皮、甘草、茴香各半两，芜荑二两，并为细末，同瓜一处拌匀，入瓷瓮内淹压，于冷处顿之，经半月后则熟。瓜色明透，绝类琥珀，味甚香美。

菜齑

大菘菜丛采，十字劈裂。菜菔取紧小者，破作两半，同向日中晒去水脚。二件薄切作方片，如钱眼子大，入净罐中，以马芹、茴香、杂酒、醋、水等，令得所，调净盐浇之。随手举罐，撼触五七十次，密盖罐口，置灶上温处，仍日一次如前法撼触，三日后可供。菜色青白间错，鲜洁可爱。

藕齑

嫩藕梢随意切作方块，如骰子大，就蟹眼汤内，快手绰上。取牵牛花揉汁，腌染片时，投冷熟水中涤过控干。以马芹、盐花泡汤，入少醋，加蜜作齑，澄冷浇供之。

豆齑

先取湿沙纳瓷器中，以绿豆匀撒其上，如种艺法，深桶覆藏室中，勿令见风。日一次掬水洒透，俟其苗长可尺许摘取，蟹眼汤绰过，以料齑供之。赤豆亦可种，然不如绿豆之佳。

荠羹 俗谓荠为东风菜，方言讹而为公爹菜，谓可以奉公爹也。

东坡与徐十三书云：今日食荠极美，天然之珍，虽不甘于五味，而有味外之美。其法，取荠一二升许，净择，入淘了米三合，冷水三升，生姜不去皮，捶两指大，同入釜中，浇生油一蚬壳，当于羹面上。不得触，触则生油气，不可食。不得入盐醋。君若知此味，则陆海八珍皆可厌也。天生此物，以为幽人山居之禄，辄以奉传，不可忽也。羹以物覆则易熟，而羹极烂乃佳也。

《本草》：荠，和肝气明目。凡人夜则血归于肝，肝为宿血之脏。过三更不睡，则朝旦面色黄燥，意思荒浪，以血不得归故也。若肝气和则血脉流通，津液畅润。东坡尝有诗云：时绕麦田求野荠，强为僧舍煮山羹。陆放翁亦有诗云：小着盐醯助滋味，微加姜桂助精神。风炉歙钵穷家活，妙诀何曾肯授人。

笋蹶

东坡回钱穆父书云：竹萌蒙佳贶，取笋簟菘心与蹶鱼相和，清水煮熟，用姜、芦菔自然汁及酒等三物等，入少盐，渐渐款洒之，过熟可食。不敢独味此，请依法作与老嫂共之。

老人有性喜茹素，不忍害物者，菽水之奉，在嘉蔬药菜，料理如法，殊益于人。杞、菊、苫、术等苗，嫩时采食之，或煮或齑，或炒或羹，悉用土苏咸豉汁加盐，下饮甚良。蔓菁作齑最妙。不断五辛者，春秋嫩韭，四时采薤甚益。绿豆、紫苏、乌麻须宜贮，俱能下气。其余豉酱之徒，食所不可少，皆须贮蓄。肉食，心不害物，但以钱买，犹愈于杀。第一戒，慎勿杀，然肉须新鲜，似有气息，则不宜食。烂脏损气，切须慎之戒之。

种植诸法

庭槛园林间，种植可爱玩之物，如世间花果，人家自有。此不悉载，今抄东坡一书、诚斋一诗于下：

东坡与程全父书

白鹤峰新居成，从天俾求数色果木。太大则难活，小则老人不能待，当酌中者。又须土砧稍大，不伤根者。柑、橘、柚、荔枝、杨梅、枇杷、松、柏、含笑、栀子，漫写此数品，不必皆有，仍告书记其东西。

诚斋三三径诗

东园新开九径。江梅、海棠、桃、李、橘、杏、红梅、碧桃、芙蓉，九种花木，各植一径，命曰"三三径"。其诗云：三径初开是蒋卿，再开三径是渊明。诚斋奄有三三径，一径花开一径行。

欧阳公示谢道人种花诗云：浅深红白宜相间，先后仍须次第栽。我欲四时携酒去，莫教一日不花开。

西园胡大壮一喜种花卉，以窥造化生育之妙，喜饮醇酎，以寓经纶燮理之方。

芸香

古人藏书，谓之芸香是也。采置书帙中即去蠹，置席下去蚤虱。栽园庭间，香闻数十步，极可爱。叶类豌豆，作小丛，生秋间，叶上微白如粉，江南人谓之七里香。江南极多。大率香草，多只是花过则已，纵有叶香者，须采掇嗅之方香。此草远在数十步外，此间已香，自春至秋不歇，绝可玩也。

茅香

闲地种之，可洗手，终日香。一年数次刈，闲屋中时时烧少许亦佳。《本草》云：苗叶可煮作浴汤，令人身香，同藁本尤佳。仍入印香中，合香附子用。

枸杞

拣好地，熟剧加粪讫，然后逐畦长开垄，深七八寸，令宽，乃取枸杞连茎剉长四寸许，以草为索，慢束如羹碗大，于垄中立种之。每束相去一尺，下束讫，别调烂牛粪，稀如面糊，灌束子上，令满，减则更灌，然后以肥土壅之。满讫，土上更加熟牛粪，然后灌水。不久即生。乃如剪韭法，从一头起首割之。得半亩，料理如法，可供数人。其割时与地面平高，留则无叶，深剪则伤根。割仍避热及雨中，但早朝为佳。

又法：但作束子，掘坑方一尺，深于束子三寸，即下束子讫，着好粪满坑填之，以水沃粪下，即更着粪填，以不减为度，令粪盖束子一二寸即得。生后极肥嫩，数数锄壅，每月一加粪，尤佳。

又法：但畦中种子如种菜法，土粪下水。当年疏瘦，二年以后悉肥。勿令长苗，即不堪食。如食不尽，即剪作干菜，以备冬中。常使如此，从春及秋，其苗不绝。取甘州者为真，叶厚大者是有刺，叶小者是白棘，不堪服食。

又法：枸杞子于水盆内，接令散讫，暴干。剧地作畦，畦中去却五六寸土，勿作垄，纽草穰作稕，似臂长短，即以泥涂稕令遍，以安垄中，即以子布泥上。一面令稀稠得所，乃以细土盖之，令遍；又以烂牛粪盖上，令遍；又布土一重，令与畦平。待苗出，时时浇灌。及堪采，即如剪韭法，更不要煮炼。每种用二月初一，每年但五度剪，不可过也。凡枸杞生西河郡谷中及甘州者，其味过于蒲萄。今兰州西去邺城、灵州、九原并大，根茎尤大。

甘菊

移根最佳，若少时折取苗，乘雨湿种，便活。一年之后，落遍地，长服却老。冬中收子，剪如韭法。

陆龟蒙《杞菊赋》云：惟杞与菊，偕寒互绿。或颖或苕，烟披雨沐。我衣败绨，我饭脱粟。羞惭齿牙，苟且粱肉。蔓延骈罗，其生实多。尔杞未棘，尔菊未莎。其如予何，其如予何。

东坡云：天随生自言常食杞菊，及夏五月，枝叶老硬，气味苦涩，犹食不已。余守胶西，与通守刘君循古城废圃，求杞菊食之，扪腹而笑，作《后杞菊赋》云：人生一世，如屈伸肘。何者为贫，何者为富，何者为美，何者为陋？或糠核而瓠肥，或粱肉而黑瘦。何侯方丈，庾郎三韭。较丰约于梦寐，卒同归于一朽。吾方以杞为粱，以菊为糗。春食苗，夏食叶，秋食花实，而冬食根，尚庶几乎河西南阳之寿。

张南轩赋云：张子为江陵之数月，时方仲春，草木敷荣，经行郡圃，意有所欣，爰命采掇，付之庖人。汲清泉以细烹，屏五味而不亲，甘脆可口，蔚其芳馨。尽日为之加饭，而他物不足以前陈。

又云：天壤之间，孰为正味？厚或腊毒，淡乃其至。猩唇豹胎，徒取诡异；山鲜海错，纷纠莫计。苟滋味之或偏，在脏腑而成赘。惟杞与菊，微劲不苦，滑甘靡滞。非若它蔬，善呕走水。既瞭目而安神，复沃烦而涤秽。桥南阳于西河，又颓龄之可制。随寓必有，约居足恃。雪消壤肥，其茸葳蕤。与子婆娑，薄言掇之。古铫瓦盆，啜汁咀蕳。高论唐虞，咏歌《书》《诗》。嗟乎！微斯物，孰同先生之归。于是相属而歌，殆日晏以忘饥。

地黄

十二月耕地，至正月可，止三四遍，细爬讫。然后作沟，沟阔一尺，两沟作一畦。畦阔四尺，其畦微高而平，硬甚不受雨水。苗未生，间得水即烂，畦中又拨作沟，沟深三寸。取地黄切长二寸，种于沟内。讫，即以熟土盖之，其土厚三寸以上。每种一亩，用根五十斤。盖土讫，即取经冬烂草覆之。候牙稍出，以火烧其草，令烧去。其苗再生，叶肥茂，根益壮。自春至秋，凡五六耘，不得锄。八月堪采，根至冬尤佳。若不采，其根太盛，春二月当宜出之。若秋采讫，至春不复更种，其生者，犹得三四年。但采讫比之明年耨耘而已，参验古法，此为最良。

按《本草》，二月、八月采，殊未穷物性也；八月残叶犹在，叶中精气未尽归根。二月新苗已生，根中精气已滋，不如冬月采殊妙，又与蒸暴相宜。古人云：二月、八月非为种者，将为野生，当须见苗矣。欲食叶，但露散后摘取旁叶，忽损中心正叶，甚益人，胜诸药。

东坡诗云：地黄饲老马，可使光鉴人。吾闻乐天语，喻马施之身。白乐天《采地黄》诗：凌晨荷插去，薄暮不盈筐。携来朱家门，卖与白面郎。与君啖肥马，可使照地光。愿易马残粟，救此苦饥肠。我衰正伏枥，垂耳气不振。移栽附沃壤，《本草》：古称地黄宜黄土。今不然，大宜肥壤，虚地则根大而多汁。蕃茂争新春。沉水得稚根，言以水沉而试之也。《日华子》云：浮者，名天黄；半浮半沉者，名人黄；沉者，名地黄。其沉者佳也。重汤养陈薪，于鼎釜水中，更以器盛水而煮，谓之重汤。投以东阿清，阿胶出东阿，其用皮有老少，则胶有清浊。和以北海醇。崖蜜助甘泠，山姜发芳辛。山姜，术名，古方用术。融为寒食饧，寒食日，研杏仁为酪，以煮麦粥，以饧沃之，咽作瑞露珍。丹田自宿火，渴肺还生津。愿饷内热子，一洗胸中尘。

五加

取根，深掘肥地二尺，埋一根，令没旧痕，甚易活。苗生，从一头剪取，每剪讫，锄土壅之。

五加，盖天有五车之星精也。金应五行，人应五德，位应五方，物应五车。青精入茎，有东方之液。白气入节，有西方之津。赤气入华，有南方之光。玄精入根，有北方之饴。黄烟入皮，有戊己之灵。五神镇主，相转育成，用之者真仙，服之者返婴。久服轻身耐老，明目下气，补中益精，坚筋骨，强志意。五叶者良，叶可作蔬菜食。五月、七月采茎，十月采根，阴干。

张子声、杨建始、王叔才、于世彦皆服此酒，得寿三百年，有子二十人。世世有得服五加酒散而获延年者，不可胜计。或只为散以代汤茶而饵之，验亦然也。

青蘘 胡麻苗也

取八棱者，畦中如菜法种之，生苗为菜食。秋间依此法种之，甚滑美。

百合

上好肥地，加粪熟剧讫。春中取根，大劈取瓣，于畦中如种蒜法，五寸一瓣种之，直作行。又加粪灌水，苗出即锄四边，令绝无草。春后看稀稠得所处，更别移亦得。畦中干即灌水。三年后，其大如拳，然后取食之。又取子种亦得，或一年以后，二年以来始生，甚迟，不如种瓣。

黄精

择取叶参差者是真，取根擘破，稀种。一年以后，极稠种无得。其苗，香美可食。

苜蓿

择肥地剧令熟，作垄种之，极益人。还须从一头剪，每剪加粪，锄土壅之。

合欢 萱草也

移根畦中，稀种一年，自稠。春剪苗，食如枸杞。秋夏不堪食。

牛蒡

取子畦中种，种时乘雨即生。若有水不候雨也。地须加粪，灼然后肥。旱则沃水，剪如上法。菜中之尤益者，但多种，食苗及根茎，益于人。

莲子

八九月取坚黑子，瓦上磨尖头，直令皮薄，取墐土作熟泥封，如三指大长，使带头兼重，令磨须尖泥。欲种时，掷至池中，重头向下，自能周正，薄皮上易生，数日即出。不磨者率不可生。

藕

春初掘取藕三节，无损处，种入深泥，令到硬土。谷雨前种，当年有花。

藕可作粉。其法：取粗藕不限多少净洗，截断，浸三宿，数换水。看灼然洁净，然后漉出，碓中碎捣，以新布绞取汁，重捣取汁，尽为度，又以密布滤去粗恶物，澄去清水，如稠难澄，以水搅之然后澄，看水清即泻去，一如造米粉法。

鸡头

鸡头粉，取新熟者去皮，熟捣实如上法。

菱角粉，去皮，如上法。

姜粉，以生姜烂研，揿汁，如上法，以和羹。

葛粉，去皮如上法，开胃止烦热。

茯苓粉，剉如弹子，以水浸，去赤汁如上法。

松柏粉，春采嫩叶如上法。须垂露采为之。经宿则无粉如嫩草，郁郁可爱。

脱果

木生之果，八月间以牛羊溽和土，包其鹤膝处_{被端干相楼黄纹处}，如大杯，以纸裹囊覆之，麻绕令密致。重则以杖柱之，任其发花结实。明年夏秋间，试发一包视之，其根生则断其本，埋土中，其花实皆晏然不动，一如巨木所结。予在萧山县见山寺中橘木，止高一二尺，实皆如拳大，盖用此术也。大木亦可为之，尝见人家有老林檎木，根已蠹朽，圃人乃去木本二三尺许，如上法，以土包之，一年后土中生根，乃截去近根处三尺许，包入地后，遂为完木。

凡种果木，须望前种，实多；望后种，实少。

百部

山地种之，如百合法。多种为佳，取根捼汁濯衣，令不生虮，仍洁白如用皂角也。

上自杞菊以次，为粥，为蔬，为脯，为粉，须自种植充饶足用。百部之种，亦可为浣濯之供。

菖蒲石

怪石奇峰，以沙石器种之。旦暮易水则茂，水浊及有泥滓则萎。一寸九节者，服之可以乌髭，轻身延年。夜，繁灯间置一两盆，可以收烟不熏人眼。东坡诗云：碧玉碗盛红玛瑙，青盆水养石菖蒲。曾茶山诗云：窗明几净室空虚，尽道幽人一事无。莫道幽人无一事，汲泉承露养菖蒲。文石清漪，斯几案间良玩也。

燕闲清赏诸法

相鹤

相鹤不必如《鹤经》所说，但取其标格立瘦，唳声清彻者为胜。凡老鹤所生，则气韵清古，三年顶赤则能唳。细论其法：颈欲细而长，身欲人立而不横，足欲瘦而节欲高。颈肥则类雁，身横则类鹜，胫粗韵俗则类鹳，声浊体肥则类鹅，皆下材也。为雏食鱼稻甚多，老则食谷渐少，甚老则不食。惟华亭县鹤窠村所出者为得地。他处虽时有，皆凡格也。养处须有广水茂木，风月清旷之地。尝食生物则格韵高野。畜之樊笼，饲以熟，熟则多肥浊，而精彩羽毛，日渐摧藏，类乎鸡矣。

养龟

龟者寿物，养庭槛中，可以爱玩，愈于观他物。尤宜畜山龟，《尔雅》谓之摄龟者，腹下壳能开合。此龟啖蛇，蛇甚畏之，庭槛中养此龟，则蛇不复至；以至园圃中多畜之，大能辟蛇。兼此龟不赖水，陆地蓄之不失其性。予在随州时，寓法云寺之后，有竹园，常苦多蛇，寺僧乃蓄龟于园中，自尔不复有蛇。相鹤、养龟二事皆《怀山录》所述。

收画

子弟遇好图画，极宜收拾。在前士大夫家，有耕莘筑岩，钓渭浴沂，荀陈德星，李郭仙舟，蜀先主访草庐，王羲之会兰亭，陶渊明归去来，韩昌黎盘谷序，晋庐山十八贤，唐瀛洲十八学士，香山九老，洛阳耆英。古今事实皆绘为图，可以供老人闲玩，共宾友高谈。人物、山水、花木、翎毛，各有评品、吟咏，亦以广后生见闻。梅兰竹石，尤为雅致。瑶池寿乡图庆寿，近年有《寿域图》，备列历代圣贤神仙耆寿者，丹青妆点，尤为奇玩。

王维字摩诘，九岁知属辞，擢进士，工草隶，善画，名盛于开元、天宝间。宁、薛诸王，待若师友，画思入神，至山平水远，云势石色，绘工以为天机所到。别墅在辋川，地奇胜，与裴迪游其中，赋诗相酬为乐。东坡云：味摩诘之诗，诗中有画；观摩诘之画，画中有诗。秦太虚云：余为汝南，得疾卧直舍，高仲符携《辋川图》示余曰：阅此可以疗疾。余本江海人，得图喜甚，即使二儿从旁引之，阅于枕上，恍然若与摩诘入辋川，度华子冈，经孟城坳，憩辋口庄，泊文杏馆，上斤竹岭并木兰柴，绝茱萸沜，蹑槐柏，窥鹿柴，返于南北垞，航欹湖，戏柳浪，濯弈家濑，酌金屑泉，过白石滩，停竹里馆，转辛夷坞，抵漆园，幅巾杖屦，棋奕茗饮，或赋诗自娱，忘其身之飑系于汝南也，数日疾良愈。

龙眠居士李公麟，字伯时，能行草书，善画，尤工人物，人以比顾陆_{顾恺之、陆知微}，晚年致仕归老，肆意于泉石间，作《龙眠山庄图》，为世所宝。韩子苍题《太乙真人莲叶图》云：太乙真人莲叶舟，脱巾露发寒飕飕。轻风为帆浪为楫，卧看玉宇浮中流。中流荡漾翠绡舞，稳如龙骧万斛举。不是峰头十丈花，世间那得叶如许。龙眠画手老入神，尺素幻出真天人。恍然坐我水仙府，苍烟万顷波粼粼。玉堂学士今刘向，禁直苕峣九天上。不须对此融心神，会植青藜夜相访。观画之趣，二事可参。

置琴

朱文公《琴赞》云：养君中和之正性，禁尔忿欲之邪心。乾坤无言物有则，我欲与子钩其深。欧阳公云：予尝有幽忧之疾，退而闲居，不能治也。既而学琴于友人孙道滋，受宫声数引，久而乐之，不知疾之在其体也。夫疾生乎忧者也。药之毒者，能攻其疾之聚；而不若声之至者，能和其心之所不平。心而平，不和者和，则疾之忘也宜哉。奉亲者能琴，时为亲庭鼓一二操，亦足以娱悦其意，和平其心。《琴师六言》云：擘托抹挑打摘，先后轻重疾徐，最是一般妙处，更要其人读书。斯亦子弟藏修息游之一益云。

延方士

湖州东林沈东老，能酿十八仙白酒。一日有客自号回道人，长揖于门曰：知公白酒新熟，远来相访，愿求一醉。公见其风骨秀伟，跫然起迎，徐观其碧眼有光，与之语，其声清圆。于古今治乱，老庄、浮图氏之理，无所不通，知其非尘埃中人也。因出酒器十数于席间，曰：闻道人善饮，欲以鼎先为寿，如何？公曰：饮器中，钟鼎为大，屈卮螺杯次之，梨花、蕉叶最小，请戒侍人次第速斟，当为公自小至大以饮之。笑曰：有如顾恺之食蔗渐入佳境也。又约周而复始，常易器满斟于前，笑曰：所谓杯中酒不空也。回公兴至即举杯。常命东老鼓琴，回浩歌以和之。又尝围棋以相娱，止弈数子，辄拂去，笑曰：只恐棋终烂斧柯。回公自日中至暮，已饮数斗，无酒色。东老欲有所叩，回公曰：闻公自能黄白之术，未尝妄用，且笃于孝义，又多阴功，此余每日所以来寻访，而将以发之也。东老因叩长生轻举之术。回公曰：四大假合之身，未可离形而顿去。东老摄衣起谢：有以喻之。回公曰：此古今所谓第一，最上极则处也。饮将达旦，瓮中所酿，止留糟粕而无余沥。回公曰：久不游浙中，今日为公而来，当留诗以赠，然吾不学世人用笔书。乃就擘席上榴皮，画字题于庵壁，其色微黄而渐加黑。其诗云：西邻已富忧不足，东老虽贫乐有余。白酒酿来缘好客，黄金散尽为收书。已而告别。东老启关送之，天渐明矣。握手并行，至舍西石桥，回公先度乘风而去，莫知所适。

延名衲

成都一僧诵《法华经》，甚专，虽经兵乱，卒不能害。忽一山仆至云：先生请师诵经。引行过溪岭数重，烟岚中一山居，仆曰：先生老病起晚，请诵《至宝塔品》。见报，欲一听之，至此果出。野服杖藜，两耳垂肩，焚香听经罢，入不复出。以藤盘竹箸，秫饭一盂，杞菊数瓯，无盐酪，美若甘露，得衬钱一环。仆送出路口，问曰：先生何姓？曰：姓孙。问：何名？仆于僧掌中书"思邈"二字，僧大骇，仆遽失之。三日山中寻求，竟迷旧路，归视衬资，乃金钱一百文也。由兹一饭，身轻无疾。天禧中，僧一百五十岁矣，后隐不见。

款延方士谈《真诰》，时约名缁听梵书，二士共谈，必说妙法，真有所遇，岂不乐哉。

肃客

朱文公晚年野服见客，榜客位云：荥阳吕公尝言：京洛致仕官与人相接，皆以闲居野服为礼，而叹外郡或不能，然其旨深矣。某叨恩致事，前此蒙宾客下访，初亦未敢援此，遂以老人野逸自居。近缘久病，艰于动作，遂以野服从事，上衣下裳，大带方履，比之凉衫，自不为简，所便者束带足以为礼，解带足以燕居，且使穷乡下邑，复见京都旧俗之美，亦补助风教之一端也。又云：

衰病之余，不堪拜跪。亲旧相访，亦望察此。非应受者，并告权免。庶几还答，不至阙礼。

罗鹤林云：余尝于赵季仁处见其服，上衣下裳。衣用黄、白、青皆可，直领两带结之，缘以皂如道服，长与膝齐。裳必用黄，中及两旁，皆四幅不相属。头带皆用一色，取黄裳之义也。别以白绢为大带，两旁以青或皂缘之，见侪辈则系带，见卑者则否，谓之野服，又谓之便服。

记事

周益公云：苏子容闻人引故事，必令人检出处。司马温公闻新事，即便抄录，且记所言之人。故当时谚曰：古事莫语子容，今事勿告君实。

司马公对宾客，无问贤愚长幼，悉以疑事问之。有草簿数枚，常致座间，苟有可取，随手抄录，或对客即书，率以为常，其书字皆真谨。刘元城见时，已有三十余册。

曾祖南谷文靖公，叔祖朴庵提刑，皆有日记。朴庵所记，名《长生历》，有序云：司马温公日记，凡十年作一帙，一日之事，无论善恶必载焉。限以十年，所以推一期进德与否也。夫子三十而立，自是十年则有加于前矣。至从心之时，盖涉历四十年。圣人所以密推熟察，以自验其道艺所造，功力所成者至矣。夫甲乙周而时已久矣，时愈久而行愈进，此圣人之所以为圣人也。温公之帙，岂其原亦出于此欤。《长生历》亦十年为一帙

二老相访

周益公以宰相退休，杨诚斋以秘书监退休，为庐陵二大老。益公尝访诚斋于南溪之上，留诗云：杨监全胜贺监家，赐湖岂比赐书华。回环自辟三三径，顷刻能开七七花。门外有田供伏腊，望中无处不烟霞。却惭下客非摩诘，无画无诗只谩夸。诚斋和云：相国来临处士家，山间草木也光华。高轩行李能过李，小队寻花到浣花。留赠新诗光夺月，端令老子气成霞。未论藏去传贻厥，拈向田夫野老夸。好事者绘以为图，诚斋题云：平叔曾过魏秀才，何如老子致元台。苍松白石青苔径，也不传呼宰相来。用魏野诗翻案也，诚斋冢嗣东山先生伯子，以集英殿修撰，致仕家居，年八十，云巢曾无疑，益公门人也，年尤高。尝携茶袖诗访伯子，其诗云：褰衣不待履霜回，到得如今亦乐哉。泓颖有时供戏剧，轩裳无用在尘埃。眉头犹自怀千恨，兴到何如酒一杯。知道华山方睡觉，打门聊伴茗奴来。伯子和云：雪舟不肯半涂回，直到荒林意盛哉。篱菊苞时披宿雾，

木犀香里绝纤埃。锦心绣口垂金薤，月露天浆贮玉杯。八十仙翁能许健，片云得得出巢来。其风味庶几可亚前二老云。

二老相访，倡妍酬丽，四诗可观。放翁诗云：老人无一事，有兴即吟诗。唱者和者，皆须兴到也。

储书

邵康节诗云：花木四时分景致，经书万卷号生涯。有人若问闲居处，道德坊中第一家。

欧阳文忠公《六一堂记》云：琴一张，棋一局，酒一壶，藏书一万卷，集录金石遗文一千卷，以吾一翁老于此五者之间，是为六一。陆放翁《书巢记》云：陆子既老且病，犹不置读书，名其室曰：书巢。吾室之内，或栖于椟，或陈于前，或枕藉于床，俯仰四顾，无非书者，吾饮食起居，未尝不与书俱，间有意欲起，而乱书围之，至不得行，辄自笑曰：此非吾所谓巢者耶。二公盖储书以自侁其老者也。

丁度之祖觊，尽其家赀以置书，至八千卷，且曰：吾聚书多矣，必有如学者为吾子孙。度力学有守，登服勤词学科，仕至参政。

曾子固平生嗜书，家藏至六万余卷，手自雠封，白首不倦，此储书以遗其子孙者也。《孟子》有贤父兄之言，惟以书教子弟者而后为贤。晋人有佳子弟之目，惟从父兄之教，而知书者而后为佳。

唐杜荀鹤诗云：欺春只爱和醅酒，讳老犹看夹注书。放翁诗云：灯前目力依然在，且尽山房万卷书。

欧公诗云：至哉天下乐，终日在书案。家仲本云：至乐莫如读书，至要莫如教子。又云：人家教子弟如养芝兰然，既积学以培植之，又须积德以浇灌之。

子弟储书，正以备侍旁检阅。陈后山左右图书，日以讨论为务，其志专，欲以文章名后世。夜与诸生会宿，忽思一事，必明烛翻阅，得之乃已。或以为可待旦者，后山曰：不然，人情乐因循，一放过则不复省矣。故其学甚博而精，尤好经术，非如唐之诸子，作诗之外，他无所知。魏衍昌世亦彭城人，从后山学，年五十余，见异书犹手自抄写，藏书数千卷云。

卷之四

慈觉顾老奉亲

夫孝子之事亲也，日以鸡鸣盥漱毕，敬念精诚，立于寝门之外，微声馨欬，安详而入，温恭省问安否如何。起则奉其衣服，沃盥奉其盘水。所服汤药审而后进，徐稟晨馐喜馔何物，更益珍甘，尽其精制。视其寒温，尝其旨否。父母嗜之，则喜色见于面目，喜气达于声音。意所不欲，则敬请易馔。固无它命，则下色怡声勉以强食。问其所以，微或不康，则具汤药而进之。事竟而食，则视于父母而为之多少。食已，进见问其起居，言必雍容尽于爱敬，先意承志务达其心。疾痛苛痒，则抑搔之。出入卧起，敬扶持之。果实汤茗，随意而具。沐浴洗醮，烀汤而请。复问晡时欲何饮食，侍奉之仪，皆仿前式。

父母所处，冬则燠密，夏则清凉。父母于寐，则相其裍席厚薄，必使安体。衾裯单复，务于适宜，寒则温衾，热则扇枕。俟其安寝，然后退宿，复思明日之事焉，此犹世间之孝也。当念三途长夜，恶趣轮回，虽欲报恩，如何息苦。应欲朝夕劝进父母，归依三宝，发菩提心，调伏贪嗔，不昧因果。搜寻古教，瞻礼圣容，于佛业戒，随力奉持。发明大事因缘，修习念佛三昧。或行礼以助道，或宴坐以澄神，皆未来成佛之因，历劫无穷之孝，事亲至此，不可以有加矣。

郭琮，台州黄岩县仁风里人。至性孝悌，浮沈民伍，少丧父，常有罔极之叹。事母张氏，颇极恭顺。娶妻有子，而移居母室。供给衣食，必萃珍异。凡父母之所欲，必亲以奉之。或经家人之手，则忧形于色，虑失母之意。居常不过中食，绝饮酒茹荤者三十年，祈母之寿也。母年一百四岁，耳目不衰，饮食不减，乡党异之。至道三年，耆老陈赞，睹诏书存恤孝悌，因率同里四十人，具状郭琮行孝事诸漕运使，乞闻朝廷。漕使驰诣其家，以根其事实。因召母出与之坐，饮以醇酎，嗟叹良久。遂具表以闻，太宗览而嘉之，降诏书旌表门闾，除其徭役。观者荣之，母次年无疾而终，香气盈室。琮哀号逾礼，几乎灭性，乡间率金帛以助葬。至今黄岩感琮之行，善以事父母者，十其二三矣。

顾忻，泰州泰兴县永丰里人。十岁丧父，以母多病，荤辛不入口者十载。鸡初鸣具冠带，率妻子诣母之室，问其所欲，如此五十年，未尝一日改志。所居远郡城几乎百里，每遇二税入输，语其昆季曰：家之极难者愿付我，必克荷之。不愿输税，虑离母之左上，以失其欲也。以是昆仲常多之。母老目忽不能睹物，忻日夜号泣，祈祷天地，刺血写佛书数十卷，母目忽明，以至烛下亦能缝纫，精神轻健，虽少妇之不若。晚年忽语其子曰：吾仿汝不食荤食矣。遂不过中食。颜色如童稚，年九十无疾而终。

遵生八笺（节选）

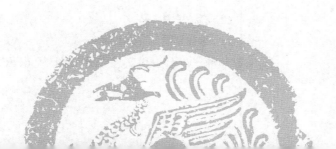

导读

成书背景

《遵生八笺》共 19 卷，明代高濂撰。本书是明代最具代表性的综合性养生著作，有"养生百科全书"之称。全书有理论，有方法；有功诀，有方药；有符式，有图录；征引儒、道、佛、医各家养生思想及养生经验，按照理论—方法—目标的逻辑编排，自成体系。结构严谨，宏富的内容寓于严格的框架之内，凡明万历以前主要的养生文献，均可在书中找到线索或崖略。

明代中叶以后直至明末，高度集权的皇家统治和日益繁荣的经济发展，在社会中下层，尤其在一般文人学者阶层，形成了明显的矛盾冲突。一般文人既摆脱不了封建专制的束缚，又难以在仕途上有所建树，故多数转而寄情于山水，钟意于园林，或燕闲清赏，或托志冲举，于是在饮食、起居、四时调摄诸方面更加注意，甚至为达到饮馔服食的极致、起居安乐的标格，创造了许多前所未有的享乐方式，发明了无数愉情悦志的雅趣。因此，记载在《遵生八笺》中的各种幽赏暗赞的养生方法，实质是明末文人世俗生活的写照。

传统养生发展到明代，呈现出全面繁荣的局面，特别是道教内丹术，历经宋明丹家的修持实践，无论是在丹功理论上，还是在修持方法上，均达到了历史上的最高点，而成为各种养生功法的代表。在内丹术的反照下，养生文化日趋完备。其中，养生功法的套路化、口诀化，表明养生成了百姓日常生活中程序化的需要，而养生内容的物质化、视觉化，则表明养护生命与享受生命达到了紧密结合的程度。人们已从日常生活中学会享受养生的乐趣和美妙。从某种意义上来说，《遵生八笺》的问世，既是明代养生学繁荣发展的体现，也是明代社会经济发展的一个缩影。

作者生平

高濂，字深甫，或作"深父"，号瑞南道人，又号湖上桃花鱼，钱塘（今浙江省杭州市）人，生卒年不详，大约生活于 16～17 世纪（明嘉靖至万历年间），岁在 70 以上，为明代著名的学者、戏曲家、养生家及藏书家。高濂一生著作颇丰，在文学方面，他工于戏曲和诗文，著有诗文集《雅尚斋诗草》《芳芷楼词》，另著有传奇剧本《玉簪记》《节孝记》。他曾在北京鸿胪寺任官，后隐居西湖，颐养逸游，安度晚年。史称其"少婴羸疾，复苦瞆眼"，所以喜欢研究医道，尤其重视养生，多方搜寻奇药秘方，后终得康复，遂将博览群书所得养生之道一一记录在案，编撰成《遵生八笺》，可谓集养生之大成者。《遵生八笺》一书被收录于《四库全书》。《遵生八笺》一书内容丰富，包括了医药卫生、气功导引、饮食起居、山川逸游、花鸟鱼虫、琴棋书画等与养生有关的知识。书中还论述了身心调养、性情陶冶、日常起居、疾病防治等内容，取材广泛精当，其养生方法十分实用。

学术特色

《遵生八笺》是一部综合性养生巨著，所谓"遵生"，即遵从、尊重生命，表达了高氏"顺生""重生"的养生观。《遵生八笺》作为明代养生学的鸿编巨制，不仅内容丰富，包罗万象，而且体精思密，类例分明，具有很高的学术价值和思想价值。其学术特色主要表现为以下几个方面。

1. 重视精神调摄

高氏论述养生把精神道德的培植和情志品性的调摄放在首要位置，所以开篇即为《清修妙论笺》，标明"日抄玄经秘典，圣贤教戒，省心律己格言，共三百六十条"。

高濂对老庄等道家思想情有独钟，尤其对道家清净无为、少私寡欲、恬淡虚无、抱朴守一、返璞归真、谦卑隐退的行为观念深为赞同，故在书中大量引用道家人物言论及话语。高濂引《真仙直指》曰："清谓清其心源，静谓静其气海。""心源澄清"要求人们不受外物诱惑，抑制欲念以安神定志。"气海宁静"则要求人们安静不动，宁静身体以安宁心神。人要达到清静的状态，就要做到内在真心的无欲念和外在身体行为的安宁无躁动。高濂在《遵生八笺》中引《关尹子》载："无静心，万化密移。"心若无法宁静，各种变化就会隐秘地扰乱心境，所以心不可不静。神敛藏于心，心不安宁，神也会变得疲惫，受到损耗。《遵生八笺》中引《胎息经》云"心是气之主"。心中如果动荡不安，心所主宰的气也不再平静。反之，如果心所主宰的气平静，也可令心平静。因神藏于心，而气是神的物质基础，又是神的具体体现，受神的支配和主宰，即"神用气养，气因神住"。可见，养神应是以"清"和"静"为基本准则，通过内外兼修的方法达到养神的目的。

除了道德精神的涵养修持外，有关情志活动的调摄也是《遵生八笺》的重要内容。书中高濂分享了自己平日陶冶情操的体验。他说："余自闲日，遍考钟鼎卣彝、书画法帖、窑玉古玩、文房器具，纤细究心。更校古今鉴藻，是非辩证，悉为取裁。若耳目所及，真知确见，每事参订补遗，似得慧眼观法。他如焚香鼓琴、栽花种竹，靡不授正方家，考成老圃，备注条列，用助清欢。"由此可见高氏兴趣之广泛，才情之盎然，造诣之深邃。而这一切都是为了"用助清欢"，更显出高氏高贵心性和闲适情怀。

2. 重视饮食调摄

《遵生八笺》中关于饮食的言论不胜枚举。高濂认为"人食多以五味杂之，未有知正味者，若淡食，则本自甘美，初不假外味也"。高氏之意并非让人们完全弃绝五味，放弃饮食的美味感受，而是以"淡食"为原则，品赏食物之自然真味，这也是秉承了道教"饮食自然"的养生文化。高氏引《孙真人卫生歌》云："太饱伤神饥伤胃，太渴伤血多伤气，饥餐渴饮莫太过，免致膨脝损心肺。醉后强饮饱强食，去此二者不生疾。人资饮食以养生，去其甚者自安逸。"指出饮食节制主要是指饮食适量。不能过食，但也不可过度节食。《遵生八笺》亦强调饮食节律。人们的进食应遵循一定的时间规律，才能建立起规律的摄食反射功能，有利于促进食物的消化、吸收和利用。

3. 强调生命意识

敬畏生命，珍惜生命是中华传统文化的基本精神，也是中华民族生命意识的根本体现。生命存在于自然之中，遵循生命的规律亦是顺应自然的规律，因此"养生"的过程是在自然而然的状态下怡情养性，从而达到"养生"的目的，生命自由也由此体现。所以他在自序开头即言："自天地有生之始，以至我生，其机灵自我而不灭。吾人演生生之机，俾继我后，亦灵自我而长存。是运天地不息之神灵，造化无疆之穷，二人生我之功，吾人自任之重，义亦大矣。"高濂说的"直尊此道"就是要充分认识这种自然法则的公正与永恒，从而顺道而行。"然天地生万物，钧穷通寿夭于无心，俾万物各得其禀；君子俟命，听富贵贫贱于赋畀，顺所适以安其生。"实际上，君子俟命，顺适安生，就是"以生自尊"命题的核心内涵，安生就是自尊的目标所在。而安生的根本途径在于保养。这样，由自尊而安生，为安生而保养，就成了合理的逻辑过程，而保养的原则就是遵循顺从生命的自然规律，所以书名又作"遵生"也就好理解了。也许在高濂的意识中，敬畏尊重生命是前提，遵循顺从生命规律是原则，养生的旨趣全在于这两点。

遵生八笺序

夫人生实难，有生必灭，亭毒虔刘，递相推殒。何昼弗晦？何流弗东？朝市喧嚣，舟车杂踏，转盼之间，悉为飞尘。若朝花之谢夕英，后波之推前浪。无问韶姱丑姿，王侯厮养，同掩一丘，大期既临，无一得免者。智士作达，委而任之，顺自然之运，听必至之期，靡贪靡怖，时到即行。或纵娱乐，取快目前；或宝荣名，不朽身后，命曰旷达，亦庶几贤于火宅煎忧，土灰泯场者矣。然若曹必无可奈何，而姑为此托寄，语虽近似，理则未然。不知命有可延之期，生有可尊之理，人患昧理而不能研讨，知其理矣，又或修持而不能精坚，卒之命先朝露，骨委黄垆，良可邑邑。

夫藏宝于箧者，挥掷则易空，吝啬则难尽，此人所共识也。人禀有限之气神，受无穷之薄蚀，精耗于嗜欲，身疲于过劳，心烦于营求，智昏于思虑。身坐几席而神驰八荒，数在刹那而计营万祀，揽其所必不可任，觊其所必不可得。第动一念，则神耗于一念；第着一物，则精漏于一物。终日营营扰扰，翕翕熠熠，块然方寸，迄无刻宁。即双睫甫交，魂梦驰走，四大稍定，丹府驿骚。形骸尚在，精华已离，犹然不省，方将为身外无益之图，劳扰未已也。譬之迅飙之振槁籜，冲波之泐颓沙，烈火之燎鸿毛，初阳之晞薤露，性命安得不伤，年龄安得不促乎！

至人知滔淫之荡精，故绝嗜寡欲以处清净；知沉思之耗气，故戒思少虑以宅恬愉；知疲劳之损形，故节慎起居以宁四大；知贪求之败德，故抑远外物以甘萧寥。畏侵耗如利刃，避伤损如寇仇，护元和如婴儿，宝灵明如拱璧，防漏败如航海，严出入如围城。而观窍妙，明有无，媾阴阳，炼神气，成圣结丹，抱元守一，以至混沌如绵，虚空粉碎而后已，如是乃谓之尊生。自轩后柱下以来，维三光而后天地者，代有其人，宁可尽目之为诞谩不经乎！

虎林高深父，博学宏通，鉴裁玄朗。少婴羸疾，有忧生之嗟，交游湖海，咨访道术，多综霞编云笈，秘典禁方。家世藏书，资其淹博，虽中郎至赏，束晳通微，殆无以过。乃念幻泡之无常，伤蜉蝣之短暑，悟摄生之有道，知人命之可长，剖晰玄机，提拈要诀，著为《遵生八笺》。恬寂清虚，道乃来舍，故有清修妙论；阴阳寒暑，妙在节宣，故有四时调摄；养形以无劳为本，故有起居安乐；学道以治病为先，故有延年却病；消烦去闷，丹境怡愉，故有燕闲清赏；戒杀除膻，脏腑澄澈，故有饮馔服食；补髓还精，非服药不效，故有灵秘丹药；调神去壳，非脱尘不超，故有尘外遐举。继之修身炼性，养气怡神，以了道还元，长生度世，洵人外之奇书，玄中之宝箓也。

或谓大道以虚无为宗，有身以染着为累，今观高子所叙，居室运用，游具品物，宝玩古器，书画香草花木之类，颇亟烦冗。研而讨之，驰扰神思；聚而蓄之，障阂身心，其于本来虚空，了无一法之旨，亦甚戾矣，何尊生之为？余曰不然，人心之体，本来虚空，奈何物态纷挐，汩没已久，一旦欲扫而空之，无所栖泊。及至驰骤漂荡而不知止，一切药物补元，器玩娱志，心有所寄，庶不外驰，亦清净之本也。及至豁然县解，跃然超脱，生平寄万之物，并划一空，名为舍筏，名为甩手，嗟乎，此惟知道者可与语此耳。抱朴子、陶都水，得道至人，咸究心古今名物，阴阳术数，医卜方药，一事不知，以为深耻，不闻障心而累道，何疑于深甫乎！

昔蔡邕秘王充《论衡》以为至宝，今观《论衡》，间有名言，未关至理，颇事搜猎，终属冗猥。令中郎得见深甫《八笺》，当何以云？余恐宝《论衡》者，虽得《八笺》，未必知宝也。

万历辛卯孟夏之吉
弢光居士屠隆纬真父撰
瑞南道人高濂深甫隶古

卷之三

四时调摄笺 春卷

高子曰：时之义大矣，天下之事，未有外时以成者也，故圣人与四时合其序，而《月令》一书，尤养生家之不可少者。余录四时阴阳运用之机，而配以五脏寒温顺逆之义，因时系以方药导引之功，该日载以合宜合忌之事。不务博而信怪诞不经之条，若服商陆见地藏之宝，掘富家土而禳，贫者得富，此类悉删去而不存。不尚简而弃御灾防患之术，如《玉经八方》、祛瘟符篆、坐功图像，类此并增入而不置。随时叙以逸事幽赏之条，和其性灵，悦其心志。人能顺时调摄，神药频餐，勤以导引之功，慎以宜忌之要，无竞无营，与时消息，则疾病可远，寿命可延，诚日用不可去身，岂曰小补云耳。录成笺曰：四时调摄。

春三月调摄总类

《尚书大传》曰：东方为春。春者，出也，万物之所出也。《淮南子》曰：春为规。规者，所以圜万物也。规度不失，万物乃理。《汉律志》曰：少阳，东也。东者，动也。阳气动物，于时为春。故君子当审时气，节宣调摄以卫其生。

正月立春木相，春分木旺，立夏木休，夏至木废，立秋木死，立冬木殁，冬至木胎，言木孕于水之中矣。

岁时变常，灾害之萌也。余特录其变应于疾病者，分列于四时，使遵生者惧害预防，慎摄自保，毋困于时变。其他水旱凶荒，兵革流移，余未之信也，不敢录。

正月朔，忌北风，主人民多病。忌大雾，主多瘟灾。忌雨雹，主多疮疥之疾。忌月内发电，主人民多殃。七日忌风雨，主民灾。忌行秋令，主多疫。

二月忌东北雷，主病，西北多疫。春分忌晴，主病。

三月朔，忌风雨，主多病。忌行夏令，主多疫。

春季摄生消息论

春三月，此谓发陈，天地俱生，万物以荣。夜卧早起，广步于庭，披发缓行，以使志生，生而勿杀，与而勿夺，赏而勿罚，此春气之应，养生之道也。逆之则伤肝。肝木味酸，木能胜土，土属脾主甘，当春之时，食味宜减酸益甘，以养脾气。春阳初升，万物发萌，正二月间，乍寒乍热，高年之人，多有宿疾，春气所攻，则精神昏倦，宿病发动。又兼去冬以来，拥炉熏衣，啖炙炊煿，成积至春，因而发泄，致体热头昏，壅隔涎嗽，四肢倦怠，腰脚无力，皆冬所蓄之疾。常当体候，若稍觉发动，不可便行疏利之药，恐伤脏腑，别生余疾。惟用消风和气，凉膈化痰之剂，或选食治方中，性稍凉利，饮食调停以治，自然通畅。若无疾状，不可吃药。春日融和，当眺园林亭阁虚敞之处，用摅滞怀，以畅生气，不可兀坐以生他郁。饮酒不可过多。人家自造米面团饼，多伤脾胃，最难消化，老人切不可以饥腹多食，以快一时之口，致生不测。天气寒暄不一，不可顿去绵衣。老人气弱，骨疏体怯，风冷易伤腠理，时备夹衣，遇暖易之，一重渐减一重，不可暴去。

刘处士云：春来之病，多自冬至后夜半一阳生，阳气吐，阴气纳，心膈宿热，与阳气相冲，两虎相逢，狭道必斗矣。至于春夏之交，遂使伤寒虚热时行之患，良由冬月焙火食炙，心膈宿痰，流入四肢之故也。当服祛痰之药以导之，使不为疾。不可令背寒，寒即伤肺，令鼻塞咳嗽。身觉热甚，少去上衣。稍冷莫强忍，即便加服。肺俞五脏之表，胃俞经络之长，二处不可失寒热之节。谚云：避风如避箭，避色如避乱。加减逐时衣，少餐申后饭是也。

春三月，六气十八候皆正发生之令，毋覆巢杀，毋破卵，毋伐林木。

《千金方》云：春七十二日，省酸增甘，以养脾气。

《金匮要略》云：春不可食肝，为肝旺时，以死气入肝，伤魂也。

《养生论》曰：春三月，每朝梳头一二百下。至夜卧时，用热汤下盐一撮，洗膝下至足方卧，以泄风毒脚气，勿令壅塞。

《云笈七签》曰：春正、二月，宜夜卧早起。三月，宜早卧早起。

又曰：春三月，卧宜头向东方，乘生气也。

春气温，宜食麦以凉之，不可一于温也。禁吃热物，并焙衣服。

《参赞书》曰：春伤于风，夏必飧泄。

《千金翼方》曰：春甲乙日，忌夫妇容止。

又曰：春夏之交，阴雨卑湿，或饮汤水过多，令患风湿，自汗体重，转侧不能，小便不利。作他治必不救，惟服五苓散效甚。

春三、二月，勿食小蒜，百草心芽。肝病宜食麻子、豆、李子。禁辛辣。

三春合用药方

细辛散

老人春时多昏倦，当服。明目和脾，除风气，去痰涎。<small>男女通用。</small>

细辛<small>一钱，去土</small>　川芎<small>一钱</small>　甘草<small>炙，五分</small>

作一服，水煎六分，热呷。可常服。

菊花散

老人春时热毒风气上攻，颈项头痛面肿，及风热眼涩宜服。

甘菊花　前胡　旋覆花　芍药　玄参　防风<small>各一两</small>

共为末，临睡酒调二三钱送下。不能酒，以米汤饮下。

惺惺散

春时头目不利，昏昏如醉，壮热头疼，腰痛，有似伤寒，宜服惺惺散。

桔梗<small>一两</small>　细辛<small>五钱</small>　人参<small>五钱</small>　茯苓<small>一两</small>　栝楼仁<small>五钱</small>　白术<small>土炒，一两</small>

共为末，炼蜜为丸，如弹子大。每服一丸，温汤化下。

神效散

老人春时多偏正头风。

旋覆花<small>一两，焙</small>　白僵蚕<small>微炒去丝，六钱</small>　石膏<small>五分</small>

用葱捣，同药末杵为丸，桐子大，每用葱茶汤下二丸即效。

坠痰饮子

治老人春时胸膈不利，或时烦闷。

半夏<small>山东出者，用白汤洗淋十余次，为末</small>　生姜<small>一大块如指二节</small>　枣子<small>七枚</small>

用半夏末二钱，入姜、枣，用水二钟，煎至七分，临卧去姜、枣服。

延年散

治老人，春时宜服，进食顺气。

广陈皮<small>四两，浸洗，去里白衣</small>　甘草<small>二两，为末</small>　盐<small>二两半，炒燥</small>

上三味，先用热汤洗去苦水五六遍，微焙，次将甘草末并盐蘸上，两面焙干，细嚼三二片，以通滞气。

黄芪散

治老人春时诸般眼疾发动，兼治口鼻生疮。

黄芪<small>一两</small>　川芎<small>一两</small>　防风<small>一两</small>　甘草<small>五钱</small>　白蒺藜<small>一钱，炒去刺尖，一两</small>　甘

菊花五分

共为末，每服二钱，空心早服，米汤饮下，日午、临睡三时服之。暴赤风毒，昏涩痛痒，并皆治之。外障久服方退。忌房室、火毒之物。患眼切忌针烙出血，大损眼目。

黍粘汤

治老人春时胸隔不快，痰涌气噎，咽喉诸痰。

黍粘子三两，炒香，为末　甘草半两，炙

共为细末，每服一钱，食后临卧服。

胆腑附肝总论

胆者，金之精，水之气，其色青，附肝短叶下。胆者，敢也，言人果敢。重三两三铢，为肝之腑。若据胆，当不在五脏之数，归于六腑。因胆亦受水气，与坎同道，又不可同六腑，故别立胆脏。人之勇敢，发于胆也。合于膀胱，亦主毛发。《黄庭经》曰：主诸气力摄虎兵，外应眼瞳鼻柱间，脑发相扶与俱鲜。故胆部与五脏相类也。且胆寄于坎宫，使人慕善知邪，绝奸止佞，敢行直道。胆主于金，金主杀，故多动杀之气。然而见杀则悲，故人悲者，金生于水，是以目有泪也。心主火，胆主水，火得水而灭，故胆大者心不惊；水盛火煎，故胆小者心常惧。阴阳交争，水胜于火，目有泪也。泪出于胆，发于肝。胆水主目瞳，受肝木之精二合。男子五十目暗，肾气衰，胆水少耳，可补肾长于肝。欲安其神，当息忿争，行仁义道德以全其生也。胆合于膀胱，主于毛发。发枯者，胆竭也；爪干者，胆亏也；发燥毛焦者，有风也；好食苦味者，胆不足也；颜色㿠白者，兼青色者，胆无病也。

修养胆脏法

当以冬三月端居静思，北吸玄宫之黑气入口，三吞之，以补嘻之损，用益胆之津。

相胆病法

胆之有病，大率口苦、吐酸涩，心中惊恐，若人捕之者。胆实，精神不守，卧起无定；虚则伤寒，寒则畏恐，头眩虚弱，爪发皆枯，目中出泪，膀胱连腰小腹作痛。胆与肝合道，胆有药治，与肝脏同方。

胆腑导引法

可正坐，合两脚掌，昂头，以两手挽脚腕起，摇动，为之三五度。亦可大坐，以两手拓地举身，努力腰脊三五度。能去胆家风毒邪气。

治胆腑吐纳用嘻法

胆病以嘻出以吸补之法：当侧卧，以鼻渐引长气嘻之，即以嘻字作微声，同气出之也。去胆病，除阴脏一切阴干盗汗，面无颜色，小肠膨胀，脐下冷痛，口干舌涩。数嘻之乃愈。

卷之四

四时调摄笺_{夏卷}

夏三月调摄总类

《礼记》曰：南方曰夏，夏之为言假也。养之长之，假之仁也。《太元经》曰：夏者，物之修长也。董仲舒曰：阳长居大夏，以生育万物。《淮南子》曰：夏为衡，衡以平物，使之均也。《汉律志》曰：南者，任也，阳气于时任养万物。故君子当因时节宣调摄以卫其生。

立夏火相，夏至火旺。立秋火休，秋分火废。立冬火囚，冬至火死。立春火殁，春分火胎，言火孕于木之中矣。

夏季摄生消息论

夏三月，属火，主于长养。心气火旺，味属苦。火能克金，金属肺，肺主辛。当夏饮食之味，宜减苦增辛以养肺。心气当呵以疏之，嘘以顺之。三伏内腹中常冷，特忌下利，恐泄阴气，故不宜针灸，惟宜发汗。夏至后夜半一阴生，宜服热物，兼服补肾汤药，夏季心旺肾衰，虽大热不宜吃冷淘、冰雪蜜水、凉粉、冷粥，饱腹受寒，必起霍乱。莫食瓜茄生菜，原腹中方受阴气，食此凝滞之物，多为癥块。若患冷气痰火之人，切宜忌之，老人尤当慎护。平居檐下、过廊、巷堂、破窗皆不可纳凉，此等所在虽凉，贼风中人最暴。惟宜虚堂净室，水亭木阴，洁净空敞之处，自然清凉。更宜调息净心，常如冰雪在心，炎热亦于吾心少减。不可以热为热，更生热矣。每日宜进温补平顺丸散。饮食温暖，不令大饱，常常进之。宜桂汤、豆蔻熟水，其于肥腻当戒。不得于星月下露卧，兼便睡着使人扇风取凉，一时虽快，风入腠里，其患最深。贪凉兼汗身当风而卧，多风痹手足不仁，语言謇涩，四肢瘫痪。虽不人人如此，亦有当时中者，亦有不便中者，其说何也？逢年岁方壮，遇月之满，得时之和，即幸而免，至后还发；若或年力衰迈，值月之空，失时之和，无不中者。头为诸阳之总，尤不可风，卧处宜密，防小隙微孔，以伤其脑户。夏三月，每日梳头一二百下，不得梳着头皮，当在无风处梳之，自然去风明目矣。

《养生论》曰：夏谓蕃秀，天地气交，万物华实，夜卧早起，无厌于日。使志无怒，使华成实，使气得泄，此夏气之应，长养之道也。逆之则伤心，秋发痎疟，奉收者少，冬至病重。

又曰：夏气热，宜食菽以寒之，不可一于热也。禁饮温汤，禁食过饱，禁湿地卧并穿湿衣。

夏三月，丁巳、戊申、己巳、丑未辰日，宜炼丹药。

夏三月，头卧宜向南，大吉。

夏三月，六气一十八候皆正长养之令，勿起土、伐大树。

《千金方》曰：夏七十二日，省苦增辛，以养肺气。

《内经》曰：夏季不可枕冷石并铁物取凉，大损人目。

陶隐居曰：冰水止可浸物，使驱日晒暑气，不可作水服，入腹内，冷热相抟成疾。若多着饴糖拌食，以解酷暑亦可。

书曰：夏至后，秋分前，忌食肥腻、饼臛、油酥之属，此等物与酒浆瓜果极为相妨，夏月多疾以此。

又曰：夏勿露卧，令人皮肤成癣，或作面风。

又曰：夏伤暑热，秋必痎疟。忽遇大寒，当急防避，人多率受，时病由此而生。

《参赞书》曰：日色晒热石上凳上，不可便坐，摇热生豚疮，冷生疝气。人自大日色中热处晒回，不可用冷水洗面，损目。伏热在身，勿得饮冷水，及以冷物激身，能杀人。

书云：五六月，深山涧中停水，多有鱼鳖精涎在内，饮之成瘕。

《养生论》曰：夏日不宜大醉。清晨吃炒葱头酒二杯，令人血气通畅。

又曰：风毒脚气因肾虚而得。人生命门属肾，夏月精化为水，肾方衰绝，故不宜房色过度，以伤元气。

《金匮要略》曰：夏三月不可食猪心，恐死气犯我灵台耳。宜食苦荬以益心。

《千金翼方》曰：夏三月丙丁日，忌夫妇容止。

《养生论》曰：夏月宜用五枝汤洗浴，浴讫以香粉傅身，能祛瘴毒，疏风气，滋血脉，且免汗湿阴处，使皮肤燥痒。

五枝汤方

桑枝　槐枝　桃枝　柳枝各一握　麻叶半斤

煎汤一桶，去渣，温洗，一日一次。

傅身香粉方

用粟米作粉一斤，无粟米以葛粉代之。加：青木香　麻黄根　香附子炒
甘松　藿香　零陵香

以上各二两，捣罗为末，和粉拌匀，作稀绢袋盛之，浴后扑身。

夏三月合用药方

豆蔻散

治夏月多冷气发动，胸膈气滞，噎塞，脾胃不和，不思饮食。

草豆蔻四两，同生姜四两炒香黄为度，去姜用　大麦芽十两，炒黄　神曲四两，炒黄
甘草四两，炙　干姜一两，炮

上为末，每服一钱，如点茶吃，不计时服。

苁蓉丸

平补下元，明目，妙甚。

苁蓉四两，酒洗去心内白汁　巴戟二两　菊花二两　枸杞二两

上炼蜜为丸，桐子大，每服二十丸，盐汤下。

诃子散

脾胃忽生冷气，腹胀满疼闷，泄泻不止。

诃子皮五个　大腹五个，去外皮　甘草五钱，炙　白术五钱，炒　草豆蔻十四
个，面包炒黄，去面用　人参五钱

上为末，每服二钱，水一盏，入枣二个，生姜一小片，同煎至六分，
温服。

棱术散

夏日因食冷物，气积膈滞，或心腹疼痛等症，宜常服之。

用京三棱三两，湿纸裹，煨热透，另捣　莪术二两，同上制　乌药三两，去皮　甘
草三两，炙　陈皮二两，用厚朴亦可

上为末，每服一钱，盐汤调下，不拘时服。

四顺丸

老人百疾。

神曲四两，入生姜二两，去皮，一处杵作饼子，焙干　甘草一两，炙黄　草豆蔻一
两五钱，先炮熟，去皮，细剉用　大麦芽二两，炒黄

上为末，盐汤服一钱。

橘红散

夏月消食和气。

广陈皮用一斤，汤浸洗五七次，布包压干，又用生姜半斤取自然汁，将皮拌匀一宿，焙干，秤一斤　肉豆蔻一两　甘草二两

上将甘草同白盐三四两同炒，候盐红色、草赤色为度，共橘皮为末，用茶点服，一钱一次。

脾脏四季旺论

脾脏属中央土，旺于四季，为黄帝，神肖凤形，坤之气，土之精也。脾者裨也，裨助胃气。居心下三寸，重一斤二两，阔三寸，长五寸。脾为心子，为肺母，外通眉阙，能制谋意辩，皆脾也。口为之宫，其神多嫉，脾无定形，主土，阴也。妒亦无准，妇人多妒，乃受阴气也。食熟软热物，全身之道也。故脾为五脏之枢，开窍于口，在形为颊，脾脉出于隐白，脾乃肉之本意处也。谷气入于脾，于液为涎，肾邪入脾则多涎。六腑胃为脾之腑，合为五谷之腑也。口为脾之官，气通则口知五味，脾病则口不知味。脾合于肉，其荣唇也。肌肉消瘦者，脾先死也。为中央，为季夏，日为戊己，辰为丑辰未戌，为土。其声宫，其色黄，其味甘，其嗅香，心邪入脾则恶香也。脾之外应中岳，上通镇星之精。季夏并四季各十八日，存镇星黄气入脾中，连于胃上，以安脾神。脾为消谷之腑，如转磨然，化其生而入于熟也。脾不转则食不消也，则为食患。所以脾神好乐，乐能使脾动荡。故诸脏不调则伤脾，脾脏不调则伤质，质神俱伤，则人之病速也。人当慎食硬物，老人尤甚。不欲食者，脾中有不化食也。贪食者，脾实也；无宿食而不喜食者，脾虚也；多惑者，脾不安也；色憔悴者，脾受伤也；好食甜者，脾不足也；肌肉鲜白滑腻者，是脾无病征也。肺邪入脾则多歌，故脾有疾当用呼，呼以抽其脾之疾也。中热亦宜呼以出之。当四季月后十八日，少思屏虑，屈己济人，不为利争，不为阴贼，不与物竞，不以自强，恬和清虚，顺坤之德，而后全其生也。逆之则脾肾受邪，土木相克则病矣。

修养脾脏法

当以夏季之月朔旦，并三季后十八日，正坐中宫，禁气五息，鸣天鼓二十四通，注曰：鸣天鼓者，以两手抱脑后，用中食二指起复互换各二十四下。吸坤宫黄气入口，十二吞之，以补呼之损也。

相脾脏病法

脾热者，鼻赤黄而肉臑。脾虚则腹胀鸣，成溏痢，食不消化。脾风则多汗

恶风，体上游风瘰瘰，四肢无力，举动懈怠，不思饮食，足不能行，脚下胀痛。脾恶湿，食苦以燥之。又云：脾病欲缓，食甜以补之，苦以泻之。脾病当脐下有动气，按之牢若痛，苦逆气，小肠急痛，下泄，足重胫寒，两胁胀满，时作呕吐，气满充心，四肢浮肿，宜服**诃梨勒丸**。

干地黄一钱　牡丹皮一钱　薯蓣八分　泽泻八分　茯苓八分　川芎八分　山茱萸九分　干姜三分　诃梨勒皮七分　荜茇三分

上为末，炼蜜为丸，如桐子大，空心，地黄汤下二十丸。

六气治脾法

治脾脏吐纳用呼法，以鼻渐引长气以呼之。病脾大呼三十遍，细呼十遍，呼时须撮口出之，不可开口。能去冷气，壮热，霍乱，宿食不化，偏风麻痹，腹内结块。数数呼之，相次勿绝，疾退即止，过度则损。损有吸以补之，法具前。

脾脏四季食忌

六月勿食吴茱萸，令人患赤白痢。四季勿食脾、肝、羊血。脾病宜食米、枣、葵，禁酸味。

脾脏导引法六月行之

可大伸一脚，以两手向前，反掣三五度。又跪坐以两手据地，回视，用力作虎视，各三五度。能去脾家积聚，风邪毒气，又能消食。

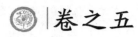 # 卷之五

四时调摄笺_{秋卷}

秋三月调摄总类

《礼记》：西方曰秋，秋者，愁也，愁之以时，察守义也。《太元经》曰：秋者，物皆成象而聚也。《管子》曰：秋者，阴气始下，故万物收。《淮南子》曰：秋为矩，矩者，所以方万物也。《汉津志》曰：少阴者，西方也。西者，迁也，阴气迁落，万物爨子由反敛，乃成熟也。当审时节宣调摄以卫其生。

立秋金相，秋分金旺，立冬金休，冬至金废，立春金囚，春分金死，立夏金殁，夏至金胎，言金孕于火土之中也。

肺脏秋旺论

肺属西方金，为白帝，神形如白虎，象如悬磬，色如缟映红。居五脏之上，对胸，若覆盖然，故为华盖。肺者勃也，言其气勃郁也。重三斤三两，六叶两耳，总计八叶。肺为脾子，为肾母。下有七魄，如婴儿，名尸狗、伏尸、雀阴、吞贼、非毒、除秽、辟臭，乃七名也。夜卧及平旦时，叩齿三十六通，呼肺神及七魄名，以安五脏。鼻为之宫，左为庚，右为辛。在气为咳，在液为涕，在形为皮毛也。上通气至脑户，下通气至脾中，是以诸气属肺，故肺为呼吸之根源，为传送之宫殿也。肺之脉出于少商，又为魄门。久卧伤气，肾邪入肺，则多涕。肺生于右，为喘咳。大肠为肺之府，大肠与肺合，为传泻行导之府。鼻为肺之官，肺气通则鼻知香臭。肺合于皮，其荣毛也，皮枯而毛落者，肺先死也。肺纳金，金受气于寅，生于巳，旺于酉，病于亥，死于午，墓于丑，为秋日，为庚辛，为申酉。其声商，其色白，其味辛，其臭腥，心邪入肺，则恶腥也。其性义，其情怒。肺之外应五岳，上通太白之精。于秋之旺日，存太白之气，入于肺以助肺神。肺风者，鼻即塞也；容色枯者，肺干也；鼻痒者，肺有虫也；多恐惧者，魄离于肺也；身体黧黑者，肺气微也，多怒气者，肺盛也。不耐寒者，肺劳也，肺劳则多睡。好食辛辣者，肺不足也。肠鸣者，肺气壅也。肺邪自入者则好哭，故人之颜色莹白者，则肺无病也。肺有疾，用呬以抽之，

无故而咽，不祥也。秋三月，金旺主杀，万物枯损，欲安其魄而存其形者，当含仁育物，施恩敛容，阴阳分形，万物收杀，雀卧鸡起，斩伐草木，以顺阴气，长肺之刚，则邪气不侵。逆之则五脏乖而百病作矣。

相肺脏病法

肺病热，右颊赤。肺病，色白而毛槁，喘咳气逆，胸背四肢烦痛，或梦美人交合，或见花幡衣甲，日月云鹤，贵人相临。肺虚则气短，不能调息。肺燥则喉干。肺风则多汗畏风，咳如气喘，且善暮甚。病气上逆，急食苦以泄之。又曰：宜酸以收之，用辛以补之，苦以泻之。禁食寒，肺恶寒也。肺有病，不闻香臭，鼻生瘜肉，或生疮疖，皮肤燥痒，气盛咳逆，唾吐脓血，宜服排风散。

排风散

用治皮肤疮癣疥癞，气满咳嗽，涕唾稠䬼。

人参三钱　丹参五分　防风三钱　天雄三钱，炮　秦艽三钱　山茱萸三钱　沙参二钱　虎骨酥炙五钱　山药五钱　天麻六钱　羌活三钱

上为末，食前米饮调服三钱。为丸亦可。

修养肺脏法

当以秋三月朔望旭旦，向西平坐，鸣天鼓七，饮玉泉三，注云：饮玉泉者，以舌抵上腭，待其津生满口，嗽而咽之，凡三次也。然后瞑目正心，思吸兑宫白气入口，七吞之，闭气七十息。此为调补神气，安息灵魄之要诀也，当勤行之。

六气治肺法

吐纳用呬，以鼻微长引气，以口呬之，勿令耳闻。皆先须调气令和，然后呬之。肺病甚，大呬三十遍，细呬三十遍。去肺家劳热，气壅咳嗽，皮肤燥痒，疥癣恶疮，四肢劳烦，鼻塞，胸背疼痛。依法呬之，病去即止，过度则损。呬时用双手擎天为之，以导肺经。

肺脏导引法七、八、九月行之

可正坐，以两手据地，缩身曲脊，向上三举，去肺家风邪积劳。又当反拳捶背上，左右各三度，去胸臆闭气风毒。为之良久，闭目叩齿而起。

秋季摄生消息论

秋三月，主肃杀，肺气旺，味属辛，金能克木，木属肝，肝主酸，当秋之时，饮食之味，宜减辛增酸，以养肝气。肺盛，则用呬以泄之。立秋以后，稍

宜和平将摄。但凡春秋之际，故疾发动之时，切须安养，量其自性将养。秋间不宜吐并发汗，令人消烁，以致脏腑不安，惟宜针灸。下利，进汤散以助阳气。又若患积劳、五痔、消渴等病，不宜吃干饭炙煿，并自死牛肉、生脍、鸡、猪、浊酒、陈臭咸醋、黏滑难消之物，及生菜瓜果鲊酱之类。若风气冷病痃癖之人，亦不宜食。若夏月好吃冷物过多，至秋患赤白痢疾，兼疟疾者，宜以童子小便二升，并大腹槟榔五个，细剉，同便煎取八合，下生姜汁一合，和收起腊雪水一盏，早朝空心分为二服，泻出三两行。夏月所食冷物，或膀胱有宿水冷脓，悉为此药祛逐，不能为患。此汤名承气，虽老人亦可服之，不损元气，况秋痢又当其时。此药又理脚气，诸气悉可取效。丈夫泻后两三日，以韭白煮粥，加羊肾同煮，空心服之，殊胜补药。又当清晨睡觉，闭目叩齿二十一下，咽津，以两手搓热熨眼数多，于秋三月行此，极能明目。又曰：秋季谓之容平，天气以急，地气以明，早卧早起，与鸡俱兴，使志安宁，以缓秋形，收敛神气，使秋气平，无外其志，使肺气清。此秋气之应，养收之道也，逆之则伤肺，冬为飧泄，奉藏者少。秋气燥，宜食麻以润其燥。禁寒饮并穿寒湿内衣。

《千金方》曰：三秋服黄芪等丸一二剂，则百病不生。

《金匮要略》曰：三秋不可食肺。

《四时纂要》曰：立秋后，宜服张仲景**八味地黄丸**，治男女虚弱百疾，医所不疗者。久服身轻不老。

熟地黄八两　薯蓣四两　茯苓二两　牡丹皮二两　泽泻二两　附子童便制，炮，一两　肉桂一两　山茱萸四两，汤泡五遍

上为细末，蜜丸如桐子大。每日空心酒下二十丸，或盐汤下。稍觉过热，用凉剂一二帖以温之。

《云笈七签》曰：秋宜冻足冻脑。卧以头向西，有所利益。

《养生论》曰：秋初夏末，热气酷甚，不可脱衣裸体，贪取风凉。五脏俞穴皆会于背，或令人扇风，夜露手足，此中风之源也。若觉有疾，便宜服八味地黄丸，大能补理脏腑，御邪。仍忌三白，恐冲药性。

秋三月，卧时头要向西，作事利益。

《本草》曰：入秋小腹多冷者，用古时砖煮汁热服之，又用热砖熨肚三五度，瘥。

书曰：秋气燥，宜食麻以润其燥。禁寒饮食，禁早服寒衣。

秋三月，六气十八候皆正收敛之令，人当收敛身心，勿为发扬驰逐。

书曰：秋伤于湿，上逆而咳，发为痿厥。

又曰：立秋日勿宜沐浴，令人皮肤粗燥，因生白屑。

又曰：八月望后，少寒即用微火暖足，勿令下冷。

《养生书》曰：秋谷初成，不宜与老人食之，多发宿疾。

秋三月合用药方

七宝丹

治久患泻痢疗不瘥者，服之即效。老人反脾泄滑，正宜服此。

附子童便和黄泥炮，五钱　当归一两　干姜五钱　吴茱萸　厚朴姜汁炒　花椒各三钱　舶上硫黄八钱。此物最少，出倭夷，海船上作灰涂缝者佳，人不多见，俱以市硫有油者用之。舶硫色如蜜黄，中有金红处如七月石榴皮色，打开俨若水晶有光，全非松脆，性如石硬者真。

上七味为末，米醋和成两团，以白面和作外衣，裹药在内，如烧饼包糖一般，文武火煅，面熟去面，捣为末，蜜丸桐子大。诸痢泻，米汤下二十丸，空心，日午服。宿食、气痛不消，以姜盐汤下。

摄脾丸

秋来脏腑虚冷，泄泻不定。

木香　诃子炮，去核　厚朴生姜汁炒　五倍子微炒　白术土炒。各等份

上为末，炊粟米饭为丸，桐子大，每服十丸，米饮送下。

威灵仙丸

治老壮肺气壅滞，涎嗽间作，胃脘痰塞，痞闷不快。

龙脑薄荷一两　皂角一斤，不蛀，肥者，用河水浸洗，去黑皮用，砂器中揉擦作稠水，去渣筋，熬成膏，多少俱用　威灵仙洗去土，焙用，四两

三味共搜为丸，桐子大。每三十丸，临卧生姜汤下。

保救丹

秋后发嗽，远年冷嗽，遇秋又发，并劳嗽痰壅。

蛤蚧一个，男取雄腰上一截，女用雌腰下一截　地黄熟烂如饴，二钱　皂角不蛀的，酥炙，去黑皮用，二定　杏仁二钱，童便浸一周时，去皮尖，入蜜炒黄　半夏三钱，水煮，内不见白　五味子二钱　丁香三钱

为末，蜜丸桐子大。食前，一服五丸，姜汤下。

二仁膏

治老人膈滞，肺疾痰嗽。又名**生姜汤**。

杏仁四两，去皮尖　桃仁五钱，去皮　生姜六两，去皮，切之　甘草一钱．盐五钱。旧本三两，如何可用三两

上以二仁同姜，湿纸裹包研细，入甘草与盐，瓶内收贮，用汤点服。

七月事宜

《孝经纬》曰：大暑后十五日，斗指坤，为立秋。秋者，揪也，物于此而揪敛也。后十五日，斗指申，为处暑。言渎暑将退，伏而潜处也。律夷则。夷者，伤也；则，法也。言金气始肃，万物于此凋伤，犹被刑戮之法也。《晋乐志》：七月为申，申者，身也，言万物身体皆成就也。时为龙火西颓。《提要》曰：七月为兰月。又曰：首秋、上秋、兰秋、肇秋。

是月也，天道东北行，作事出行宜向东北，吉。不宜用申日，犯月建，作事不吉。

《白云杂忌》曰：七日取麻勃一升，并人参半升合蒸，气尽令遍。服一刀圭，令人心地聪明。

《云笈七签》云：七日曝皮裘，可以辟蛀。

《家塾事亲》曰：七日，取角蒿置毡褥、书籍中，可以辟蠹。《法天生意》云：又可辟蛇。收芙蓉叶可以治肿。干为末，醋调一味，敷肿上可消。

《常氏日录》曰：七月上申日，采枸杞花；八月上酉日，治服之。又云：立秋日，人未起时汲井水，长幼皆少饮之，却病。

《法天生意》云：七日，取百合根熟捣，新瓦器盛之，挂于屋内，阴干百日，拔白以此掺之，可生黑发。又云：是日取蜂窠中蜂蛹子一窠，阴干为末，用蜜调涂，可除面黯。又云：七日取萤火十四枚，拈白发自黑。

《常氏日抄》云：七日采蕨莉子，阴干捣末，食后服，治眼失明。

《法天生意》曰：秋三月戊子、己亥、庚子、辛亥，宜炼丹药，宜入山修道。

《云笈七签》曰：是月十六日，剪指甲烧灰服之，能灭九虫三尸。

又曰：十一日，取枸杞煎汤沐浴，令人不老不病。二十三日沐，令发不白。二十五日沐，令人寿长。

《千金月令》曰：七日暑气将伏，宜食稍凉以为调摄。法用竹叶一把，栀子二个，切碎，用水熬煎，澄清去渣，用淘粳米磨作泔粉服。

神仙饵松实法

七月取松卵中仁，去木皮，捣如膏，每服鸡子大一团，日三服。久服身轻，

三百日后，可行五百里之远。即各山松卵内小子，过七月即皴出无寻矣。非常食北来大松子也。

竹叶粥

中暑者宜用竹叶一握，山栀一枚，煎汤，去渣，下米煮粥，候熟下盐花点之，进一二杯即愈。

立秋太阳未升，采楸叶熬膏，搽疮疡立愈，名楸叶膏。熬法以叶多方稠。

又曰：七月七日采莲花七分，八月八日采藕根八分，九月九日采莲实九分，阴干捣细，炼蜜为丸，服之令人不老。千叶莲服之，令人羽化。

又曰：七日取乌鸡血，和三月三日收起桃花片，为末涂面，令人莹白如玉。

又曰：取赤小豆，男女各吞七粒，令人终岁无病。

《家塾事亲》曰：七日取蜘蛛一枚着领中，令人不忘。七日取槐角子，熟捣成汁，纳铜钵中晒成膏，捏为鼠屎大，纳肛门内，每日三次，治痔及百疮，大效。

又曰：七日取苦瓠白瓢绞汁一合，以醋一升、古钱七个和均，以火煎之，令稀稠得所，点入眼眦中，治眼黑暗。

又，七日采麻花，五月五日收麻叶，捣作炷圆，灸生瘰疬疮上百壮，次烧胡桃、松脂研敷即愈。

《法天生意》云：七日，采麻花阴干为末，乌麻油浸，每夜擦上，眉毛脱落者立生。

是月二十三日、二十八日，拔白，永不再生。

七月五日是三会日，宜修迎秋斋。

《修真指要》曰：中元十五日，可修斋谢罪。

立秋日，用水吞赤小豆十四粒，一秋可免赤白痢疾。

七夕乞巧，使蜘蛛结万字，造明星酒、同心脍。

《本草》云：七月七日，采慎火花苗叶五两，盐三两，同捣绞汁，治热毒，并小儿痘疹不出，在皮肤内者，以此汁手蘸摩之，日再，即出。丹疮亦如此法。

卷之六

四时调摄笺 冬卷

冬三月调摄总类

《礼记》曰：北方为冬，冬之为言中也。中者，藏也。《管子》曰：阴气毕下，万物乃成。《律志》曰：北方，阴也，伏也，阳伏于下，于时为冬。蔡邕曰：冬者，终也，万物于是终也。日穷于次，月穷于纪，星回于天，数将几终，君子当审时节宣调摄以卫其生。

立冬水相，冬至水旺，立春水休，春分水废，立夏水囚，夏至水死，立秋水殁，秋分水胎，言水孕于金矣。

肾脏冬旺论

《内景经》曰：肾属北方水，为黑帝。生对脐，附腰脊。重一斤一两，色如缟映紫。主分水气，灌注一身，如树之有根。左曰肾，右名命门，生气之府，死气之庐，守之则存，用之则竭。为肝母，为肺子，耳为之官。天之生我，流气而变谓之精，精气往来为之神。神者，肾藏其情智。左属壬，右属癸，在辰为子亥，在气为吹，在液为唾，在形为骨。久立伤骨，为损肾也。应在齿，齿痛者，肾伤也。经于上焦，荣于中焦，卫于下焦。肾邪自入，则多唾。膀胱为津液之府，荣其发也。《黄庭经》曰：肾部之宫玄阙国，中有童子名上玄。主诸脏腑九液源，外应两耳百液津。其声羽，其味咸，其臭腐，心邪入肾则恶腐。凡丈夫六十，肾气衰，发变齿动。七十，形体皆困。九十，肾气焦枯，骨痿而不能起床者，肾先死也。肾病则耳聋骨痿。肾合于骨，其荣在髭。肾之外应北岳，上通辰星之精。冬三月，存辰星之黑气，入肾中存之。人之骨疼者，肾虚也；人之齿多龃者，肾衰也；人之齿堕者，肾风也；人之耳痛者，肾气壅也；人之多欠者，肾邪也；人之腰不伸者，肾乏也；人之色黑者，肾衰也。人之容色紫而有光者，肾无病也；人之骨节鸣者，肾赢也。肺邪入肾则多呻。肾有疾，当吹以泻之，吸以补之。其气智。肾气沉滞，宜重吹则渐通也。肾虚则梦入暗处，见妇人僧尼，龟鳖驼马旗枪，自身兵甲，或山行，或溪舟。故冬之三月，乾坤气闭，万物伏藏，君子戒谨，节嗜欲，止声色，以待阴阳之定，无竞阴阳，以全其生，合乎太清。

相肾脏病法

肾热者，颐赤。肾有病，色黑而齿槁，腹大体重，喘咳，汗出恶风。肾虚则腰中痛。肾风之状，颈多汗，恶风，食欲下，隔塞不通，腹满胀，食寒则泄，在形黑瘦。肾燥，急食辛以润之。肾病坚，急食咸以补之，用苦以泻之，无犯热食，无着暖衣。肾病，脐下有动气，按之牢若痛，苦食不消化，体重骨疼，腰膝膀胱冷痛，脚疼或痹，小便余沥，疝瘕所缠，宜服肾气丸。

肾气丸

干地黄一两　薯蓣一两　牡丹皮六钱　泽泻七钱　山茱萸七钱　茯苓六钱　桂心五钱　附子小便炮制，四两

上捣为末，蜜丸，桐子大，空心酒下三四十丸，日再服。

修养肾脏法

当以冬三月，面北向平坐，鸣金梁七，饮玉泉三，更北吸玄宫之黑气入口，五吞之，以补吹之损。

六气治肾法

治肾脏吐纳用吹法，以鼻渐长引气，以口吹之。肾病，用大吹三十遍，细吹十遍，能除肾家一切冷气腰疼，膝冷沉重，久立不得，阳道衰弱，耳内虫逗留鸣，及口内生疮，更有烦热，悉能去之。数数吹去，相继勿绝，疾瘥则止，过多则损。

肾脏导引法冬三月行之

可正坐，以两手耸托，右引胁三五度，又将手返着膝挽肘，左右同缰身三五度，以足前后踏左右各数十度，能去腰肾风邪积聚。

冬季摄生消息论

冬三月，天地闭藏，水冰地坼，无扰乎阳，早卧晚起，以待日光，去寒就温，毋泄皮肤。逆之肾伤，春为痿厥，奉生者少。斯时伏阳在内，有疾宜吐。心膈多热，所忌发汗，恐泄阳气故也。宜服酒浸补药或山药酒一二杯，以迎阳气。寝卧之时，稍宜虚歇。宜寒极方加绵衣，以渐加厚，不得一顿便多，惟无寒即已。不得频用大火烘炙，尤甚损人。手足应心，不可以火炙手，引火入心，

使人烦躁。不可就火烘炙食物。冷药不治热极。热药不治冷极，水就湿，火就燥耳。饮食之味，宜减咸增苦，以养心气。冬月肾水味咸，恐水克火，心受病耳，故宜养心。宜居处密室，温暖衣衾，调其饮食，适其寒温。不可冒触寒风，老人尤甚，恐寒邪感冒，多为嗽逆麻痹昏眩等疾。冬月阳气在内，阴气在外，老人多有上热下冷之患，不宜沐浴。阳气内蕴之时，若加汤火所逼，必出大汗。高年骨肉疏薄，易于感动，多生外疾，不可早出，以犯霜威。早起服醇酒一杯以御寒，晚服消痰凉膈之药，以平和心气，不令热气上涌。切忌房事。不可多食炙煿、肉面、馄饨之类。

《云笈七签》云：冬月夜卧，叩齿三十六通，呼肾神名以安肾脏，晨起亦然。书云：冬时，忽大热作，不可忍受，致生时患。故曰：冬伤于汗，春必温病。^{神名玄真。}

又云：大雪中跣足做事，不可便以热汤浸洗。触寒而回，寒若未解，不可便吃热汤热食，须少顷方可。

《金匮要略》曰：冬夜伸足卧，则一身俱暖。

《七签》曰：冬夜卧，被盖太暖，睡觉即张目吐气以出其积毒，则永无疾。

又曰：冬卧头向北，有所利益。宜温足冻脑。

冬夜漏长，不可多食硬物，并湿软果饼。食讫，须行百步摩腹法，摇动令消，方睡。不尔，后成脚气。

《本草》云：惟十二月可食芋头，他月食之发病。

《千金方》曰：冬三月，宜服药酒一二杯，立春则止。终身常尔，百病不生。

《纂要》曰：钟乳酒方，服之补骨髓，益气力，逐寒湿。其方用地黄八两，巨胜子一升，熬，捣烂。牛膝四两，五加皮四两，地骨皮四两，桂心二两，防风二两，仙灵脾三两，钟乳粉五两，甘草汤浸三日，更以牛乳一碗，将乳石入瓷瓶浸过，于饭上蒸之，乳尽倾出，暖水淘净，碎研。上诸药为中末，入绢囊盛，浸好醇酒三斗坛内，五日后，可取服之。十月初一日服起，至立春日。

冬气寒，宜食黍，以热性治其寒。焚炙饮食，并火焙衣服。

冬三月，六气十八候皆正养脏之令，人当闭精塞神以厚敛藏。

《琐碎录》曰：冬月勿以梨搅热酒饮，令人头旋不可支吾。

《金匮略》曰：冬三月，勿食猪羊等肾。

《七签》曰：冬月不宜以冷物铁石为枕，或焙暖枕之，令人目暗。

《本草》曰：冬月不可多食葱，令人发疾。

冬三月合用药方

陈橘丸

治大肠风燥气秘等疾。

陈橘皮_{去白一两}　槟榔_{五钱}　木香_{五钱}　羌活_{五钱}　青皮_{五钱}　枳壳_{麸炒，五钱}　不蛀皂角_{两挺，去皮，酥炙}　黄郁李仁_{去皮尖，炒黄，一两}　牵牛_{炒，二两}

上为末，研细，蜜丸如桐子大，每服二十丸，食前，姜汤下。未利，加至三十丸，以大便通利为度。

搜风顺气牵牛丸

治热涌滞不快，大肠秘结，热毒生疮。

牵牛_{二两，饭蒸}　木通_{一两}　青橘_{一两，去瓤}　桑皮_{一两}　赤芍_{一两，炒}　木香_{五钱}

上为末，蜜丸，桐子大，酒下十五丸至二十丸止。妇人血气，醋汤下。

解老人热秘方

大附子一个八九钱重者，烧过存性，研为末，每服一钱，热酒下。

卷之七

起居安乐笺 上卷

高子曰：吾生起居，祸患安乐机之也。人能安所遇而遵所生，不以得失役吾心，不以荣辱劳吾形，浮沉自如，乐天知命，休休焉无日而不自得也，是非安乐之机哉。若彼偃仰时尚，奔走要途，逸梦想于燕韩，驰神魂于吴楚，遂使当食忘味，当卧忘寝，不知养生有方，日用有忌，毒形蛊心，枕戈蹈刃，祸患之机乘之矣，可不知所戒哉？余故曰：知恬逸自足者，为得安乐本；审居室安处者，为得安乐窝；保晨昏怡养者，为得安乐法；闲溪山逸游者，为得安乐欢；识三才避忌者，为得安乐戒；严宾朋交接者，为得安乐助。加之内养得术，丹药效灵，耄耋期颐，坐跻上寿，又何难哉？录古成说，间附己意为编，笺曰"起居安乐"。

居室安处条

序古名论

《天隐子》曰：吾谓安处者，非华堂邃宇，重裀广榻之谓也。在乎南面而坐，东首而寝，阴阳适中，明暗相半。屋无高，高则阳盛而明多；屋无卑，卑则阴盛而暗多。故明多则伤魄，暗多则伤魂。人之魂阳而魄阴，苟伤明暗，则疾病生焉。此所谓居处之室尚使之然，况天地之气，有亢阳之攻肌，淫阴之侵体，岂可不防慎哉！修养之渐倘不法此，非安处之道。术曰：吾所居室，四边皆窗户，遇风即阖，风息即开。吾所居座，前帘后屏，太明即下帘以和其内映，太暗则卷帘以通其外耀。内以安心，外以安目，心目皆安，则身安矣。明暗尚然，况太多事虑，太多情欲，岂能安其内外哉？

高太素隐商山，起六馆，曰：春雪未融馆，清夏晚云馆，中秋午月馆，冬日方出馆，暑簟清风馆，夜阶急雨馆。各制一铭。

神隐曰：草堂之中，竹窗之下，必置一榻，时或困倦，偃仰自如，日间窗下一眠，甚是清爽。时梦乘白鹤，游于太空，俯视尘壤，有如蚁垤。自为庄子，梦为蝴蝶，入于桃溪，当与子休相类。又曰：草堂之中，或草亭僻室，制为琴室，地下埋一大缸，缸中悬一铜钟，上以石壏，或用板铺；上置琴砖，或木几弹琴，其声空朗清亮，自有物外气度。

东坡守汝阴，作亭以帷幕为之，世所未有。其制若亭，四围柱架穿插成之，装起则以帷幕围之，拆束则揭而他往。其铭略云：乃作新亭，檐楹栾梁，凿枘交设，合散靡常。不由仰承，清幄四张。我所欲往，十夫可将。与水升降，除地布床。又云：岂独临水，无适不臧。春朝花郊，秋夕月场。无胫而趋，无翼而翔。敝又改为，其费易偿。榜曰择胜，名实允当。又观子由继作四言诗内云：视身如传，苟完不求。山磐水嬉，习气未瘳。风有翠幄，雨有赤油。匪车匪舟，亦可相攸。则晴用布帷，雨用油幕可知。

唐子西云：有轩数间，松竹迷道，庭花合围，直堂屋之后，人事之所不及，宾游之所不至。往往独坐于此，解衣盘礴，箕踞胡床之上，含毫赋诗，曝背阅书，以释忽忽之气自妙。

《山家清事》云：择故山滨水地，环篱植荆，间栽以竹，余丈，植芙蓉三百六十。入芙蓉二丈，环以松梅，入此余三丈。重篱外，芋栗羊枣桃李，内植梅。结屋前茅后瓦。入阁名尊经，藏古今书。左塾训子，右道院迎宾。进舍三：寝一，读书一，治药一。后舍二：其一储酒谷，列山具农具，一安仆役庖湢。婢一、童一、园丁二。前鹤屋养鹤，后犬一二足，驴四蹄，牛四角。客至，具蔬食酒核。暇则读书课农圃，毋苦吟以安天年。

潘岳《闲居赋》曰：太母在堂，览止足之分，广浮云之志。筑室种树，逍遥自得。池沼足以渔钓，春税足以代耕。灌园鬻蔬，供朝夕之膳；牧羊酤酪，俟伏腊之资。凛秋暑退，熙春寒往，微雨新晴，六合清朗。太君升轻轩，御板舆，远览王畿，近周家园。席长筵，列子孙，柳垂阴，车结轨。或宴于林，或禊于汜。昆弟斑白，儿童稚齿，称万寿以献觞，或一惧而一喜。寿觞举，慈颜和，浮杯乐饮，丝竹骈罗，顿足起舞，抗音高歌。人生安乐，孰知其他？

王子猷尝暂寄人空宅，便命种竹。或曰：暂住何烦尔主？王啸咏良久，指竹曰：何可一日无此君？

柳子厚曰：把荷锸，决溪泉，为圃以给茹。其隙则浚池沟，艺树木，行歌坐钓，望青天白云，以此为适，亦是老死，亡戚戚者。

孙公仲益曰：新宅落成，市声不入耳，俗轨不至门。客至共坐，青山当户，流水在左，辄谈世事，便当以大白浮之。

懿代崇佛法，迎佛骨，至，起不思议堂以奉之。

杜祁公别墅起蕾卜馆，室形亦六，器用亦六角，以象蕾花之六出焉。

陶学士曰：余衔命渡淮，入广陵界，维舟野次，纵步至一村圃，有碧芦方数亩，中隐小室，榜曰秋声馆，时甚爱之。不知谁家别墅，意主人亦雅士也。

宜春城中有堆阜，郡人谓之袁台，地属李致。致有文驰声，众为筑室于袁台，取登东山而小鲁之义，榜为小鲁轩。

宣城何子华，有古橙四株，面橙建堂，榜曰剖金。霜降橙熟，开尊洁馔，与众共之。

陈犀罢司农少卿，省女兄于姑苏，适上元夜观灯，车马喧腾，目夺神醉，叹曰：涉冰霜，泛烟水，乍见此高明世界，遂觉神朗。顿还旧馆。

武陵儒者苗彤，事园池以接宾客，建野春亭，内中杂植山野草花，五色错杂。

李愚语人曰：予夙夜在公，不曾漫游华胥国，意欲于洛阳买水竹处作蝶庵，谢事居之。庵中当以庄周为开山第一祖，陈抟配食。若忙者，难为主籍供职。

王震为国子博士，好观雨中浮沤，疏稠出没，每雨就四阶狭拥处，寓目而心醉焉。张麟瑞戏之曰：公宜以此亭名曰醉沤。

居处建置

煴阁　南方暑雨时，药物、图书、皮毛之物，皆为霉淫坏尽。今造阁去地一丈有多，阁中循壁为厨二三层，壁间以板弆之，前后开窗，梁上悬长笐，物可悬者悬于笐中，余置格上。天日晴明，则大开窗户，令纳风日爽气。阴晦则密闭，以杜雨湿。中设小炉，长令火气温郁。又法：阁中设床二三，床下收新出窑炭实之，乃置画片床上，永不霉坏，不须设火。其炭至秋供烧，明年复换新炭。床上切不可卧，卧者病暗，屡有验也，盖火气所烁故耳。

清闷阁，云林堂　阁尤胜。客非佳流不得入。堂前植碧梧四，令人揩拭其皮，每梧坠叶，辄令童子以针缀杖头亟挑去之，不使点污，如亭亭绿玉。苔藓盈庭，不容人践，绿褥可爱。左右列以青松桂兰竹之属，敷纡缭绕。其外则高木修篁，蔚然深秀，周列奇石。东设古玉器，西设古鼎尊罍，法书名画。每雨止风收，杖履自随，逍遥容与，咏歌以娱。望之者，识其为世外人也。

观雪庵　长九尺，阔八尺，高七尺，以轻木为格，纸布糊之，以障三面，上以一格覆顶面。前施帏幔，卷舒如帐，中可四坐，不妨设火食具。随处移行，背风张之，对雪瞻眺，比之毡帐，似更清逸。施之就花，就山水雅胜之地，无不可也，谓之行窝。

松轩　宜择苑囿中向明爽垲之地构立，不用高竣，惟贵清幽，八窗玲珑。左右植以青松数株，须择枝干苍古屈曲如画，有马远、盛子昭、郭熙状态甚妙。中立奇石，得石形瘦削，穿透多孔，头大腰细，袅娜有态者立之松间。下植吉祥、蒲草、鹿葱等花，更置建兰一二盆，清胜雅观。外有隙地，种竹数竿，种梅一二，以助其清，共作岁寒友想。临轩外观，恍若在画图中矣。

高子花榭诠评

高子曰：欧阳公示谢道人种花诗云：深红浅白宜相间，先后仍须次第栽。我欲四时携酒赏，莫教一日不花开。余意山人家得地不广，开径怡闲，若以常品花卉植居其半，何足取也。四时所植，余为诠评：牡丹谱类，数多佳本，遇目亦少。大红如山茶石榴色者，寓形于图画者有之，托根于土壤未见。他如状元红、庆云红、王家红、小桃红，云容露湿，飞燕新妆。茄紫、香紫、胭脂楼、泼墨紫，国色烟笼，玉环沉醉。尺素、白剪绒，水晶帘卷，月露生香。御衣黄、舞青霓、一捻红、绿蝴蝶，玳瑁阑开，朝霞散彩。数种之外，无地多栽。芍药在广陵之谱，三十有奇，而余所见，亦惟数种。金带围、瑞莲红、冠群芳，衣紫涂朱，容闲红拂。千叶白、玉逍遥、舞霓白、玉盘盂，腻云软玉，色艳绿珠。粉绣球、紫绣球俗名麻叶粉团。欢团霞脸，次第妆新。碧桃、单瓣白桃，潇洒霜姿，后先态雅。垂丝海棠、铁梗海棠、西府海棠、木瓜海棠、白海棠，含烟照水，风韵撩人。玉兰花、辛夷花，素艳清香，芳鲜夺目。千瓣粉桃俗名二色桃、绯桃俗名苏州桃，花瓣如剪绒，非绛桃也。若绛桃，恶其开久色恶、大红单瓣桃，玄都异种，未识刘郎。千瓣大红重台石榴、千瓣白榴、千瓣粉红榴、千瓣鹅黄榴、单瓣白粉二色榴，西域别枝，堪惊博望。紫薇、粉红薇、白薇、紫禁漏长，卧延凉月。金桂、月桂四时开，生子者，广寒高冷，云外香风。照水梅花开朵朵下垂、绿萼梅、玉蝶梅、磬口腊梅黄色如蜜，紫心，瓣如白梅少大。曾于洪宣公山亭见之，其香扑人。今云腊梅者，皆梅花瓣也，仅免狗英，月瘦烟横，腾吟孤屿。粉红山茶、千瓣白山茶、大红滇茶大如茶盏，种出云南、玛瑙山茶红黄白三色黥作堆，心外大瓣，朱砂红色、宝珠鹤顶山茶中心如馒，丛簇可爱。若吐白须者不佳，霞蒸雪酿，沉醉中山。大红槿、千瓣白槿，残秋几朵，林外孤芳。茶梅花小朵，粉红黄心，开在十一月，各花净尽之时，得此可玩、茗花香清，插瓶可久可玩、冷月一枝，斋头清供。我之所见，调亦可同，倘人我好恶不侔，用舍惟人自取。若彼草花百种，横占郊原，兹为品题，分为三乘。花之丰采不一，况栽成占地无多，种种剪裁，当与兼收并蓄，更开十径，醉赏四时。

高子草花三品说

高子曰：上乘高品，若幽兰、建兰、蕙兰、朱兰、白山丹、黄山丹、剪秋罗、二色鸡冠一花中分紫白二色，同出一蒂、黄莲、千瓣茉莉、红芍、千瓣白芍、玫瑰、秋海棠、白色月季花、大红佛桑、台莲花开落尽，莲房中每颗仍发花瓣、夹竹桃花、单瓣水仙花、黄萱花、黄蔷薇，菊之紫牡丹、白牡丹、紫芍药、银芍药、金芍药、蜜芍药，金宝相、鱼子兰、菖蒲花、夜合花。

以上数种，色态幽闲，丰标雅淡，可堪盆架高斋，日共琴书清赏者也。中乘妙品，若百合花、五色戎葵此宜多种，余家一亩中，收取花朵一二百枝。比类形色不同，共有五十多种，能作变态，无定本也、白鸡冠、矮鸡冠、洒金凤仙花、四面莲、迎春花、金雀、素馨、山矾、红山丹、白花荪、紫花荪、吉祥草花、福建小栀子花、黄蝴蝶、鹿葱、剪春罗、夏罗、番山丹、水木樨、闹阳花、石竹、五色罂粟、黄白杜鹃、黄玫瑰、黄白紫三色佛桑、金沙罗、金宝相、丽春木香、紫心白木香、黄木香、荼蘼、间间红、十姊妹、铃儿花、凌霄、虞美人、蝴蝶满园春、含笑花、紫花儿、紫白玉簪、锦被堆、双鸳菊、老少年、雁来红、十样锦、秋葵、醉芙蓉、大红芙蓉、玉芙蓉。各种菊花、甘菊花、金边丁香、紫白丁香、萱花、千瓣水仙、紫白大红各种凤仙、金钵盂、锦带花、锦茄花、拒霜花、金茎花、红豆花、火石榴、指甲花、石岩花、牵牛花、淡竹花、蕽荚花、木清花、真珠花、木瓜花、滴露花、紫罗兰、红麦、番椒、绿豆花。

以上数种，香色间繁，丰采各半，要皆栏槛春风，共逞四时妆点者也。下乘具品，如金丝桃、鼓子花、秋牡丹、缠枝牡丹、四季小白花，又名接骨草、史君子花、金豆花、金钱花、红白郁李花、缫丝花、莴苣花、扫帚鸡冠花、菊之满天星、枸杞花、虎茨花、茨菇花、金灯、银灯、羊踯躅、金莲、千瓣银莲、金灯笼、各种药花、黄花儿、散水花、槿树花、白豆花、万年青花、孩儿菊花、缠枝莲、白苹花、红蓼花、石蝉花。

以上数种，铅华粗具，姿度未闲，置之篱落池头，可填花林疏缺者也。已上种种，是皆造物化机，撩人春色，分布寰宇，吾当尽植林园，以快一时心目，无愧欧公诗教可也。

高子盆景说

高子曰：盆树之尚，天下有五地最盛，南都，苏、淞二郡，浙之杭州，福之浦城，人多爱之，论值以钱万计，则其好可知。但盆景以几桌可置者为佳，其大者，列之庭榭中物，姑置勿论。如最古雅者，品以天目松为第一，惟杭城有之。高可盈尺，其本如臂，针毛短簇，结为马远之欹斜诘曲，郭熙之露顶攫拿，刘松年之偃亚层叠，盛子昭之拖拽轩翥等状。栽以佳器，槎牙可观，他树蟠结，无出此制。更有松本一根二梗三梗者，或栽三五窠，结为山林排匝，高下参差，更多幽趣。林下安置透漏窈窕昆石、应石、燕石、腊石、将乐石、灵壁石、石笋。安放得体，时对独本者，若坐冈陵之巅，与孤松盘桓；对双本者，似入松林深处，令人六月忘暑。除此五地，所产多同，惟福之种类更夥。若石梅一种，乃天生形质，如石燕、石蟹之类，石本发枝，含花吐叶，历世不败，中有美者，奇怪莫状。此可与杭之天目松为匹，更以福之水竹副之，可充几上三友。水竹高五六寸许，极则盈尺，细叶老干，潇疏可人，盆上数竿，便生渭川之想，亦盆景中之高品也。次则枸杞之态多古，雪中红子扶疏，时有雪压珊瑚之号，本大如拳，不露做手。又如桧柏耐苦，且易蟠结，亦有老本苍柯，针叶青郁，束缚尽解，若天生然，不让他本，自多山林风致。他如虎茨，余见一百兵家有二盆，本状笛管，其叶十数重叠，每盆约有一二十株为林，此真元人物也，后为俗人所败。又见僧家元盆，奇古作状，宝玩令人忘餐，竟败豪右。美人蕉盈尺上盆，蕉旁立石，非他树可比。此须择异常之石，方惬心赏。他如榆、椿、山冬青、山黄杨、雀梅、杨婆奶、六月雪、铁梗海棠、樱桃、西河柳、寸金罗汉松、娑罗松、剔牙松、细叶黄杨、玉蝶梅、红梅、绿萼梅、瑞香桃、绛桃、紫薇、结香、川鹃、李杏、银杏、江西细竹、素馨、小金橘、牛奶橘，冬时累累朱实，至春不凋。小茶梅、海桐、璎珞柏、树海棠、老本黄杨，以上皆可上盆。但木本奇古，出自生成为难得耳。又如深山之中，天生怪树，种落崖窦年深，木本虽大，树则婆娑，曾见数本，名不可识，似更难得。又如菖蒲之种有六：金钱、牛顶、台蒲、剑脊、虎须、香苗。看蒲之法，妙在勿令见泥与肥为上。勿浇井水，使叶上有白星，坏苗，不令日曝，勿冒霜雪，勿见醉人油手，数事为最。种之昆石，水浮石中，欲其苗之苍翠蕃衍，非岁月不可。往见友人家有蒲石一圆，盛以水底，其大盈尺，俨若青壁。其背乃先时拳石种蒲，日就生意，根棘蟠结，密若罗织，石竟不露，又无延蔓，真国初物也。后为腥手摩弄，缺其一面，令人怅然。大率蒲草易看，盆古为难。若定之五色划花、白定绣花、划花，方圆盆以云板脚为美。更有八角圆盆，六角环盆，定样最多，奈无长盆。官窑、哥窑圆者居多，绦环者亦有，方则不多见矣。如青东磁、均州窑，圆者居多，长盆亦少。方盆菱花葵花制佳，惟可种蒲。先年蒋石匠凿青紫石盆，有扁长者，有四方者，有长方四入角者，其凿法精妙，允为一代高手，传流亦少，人多不知。又若广中白石紫石方盆，其制不一，雅称养石种蒲，单以应石置之，殊少风致，亦有可种树者。又如旧龙泉官窑盈三二尺大盆，有底冲全者，种蒲可爱。若我朝景陵、茂陵所制青花白地官窑方圆盆底，质细青翠，又为殿中名笔图画，非窑匠描写，曾见二盆上芦雁，不下绢素。但盆惟种蒲者多，种树者少也。惟定有盈尺方盆，青东磁间或有之，均州、龙泉有之，皆方而高深，可以种树，若求长样，可列树石双行者绝少。曾见宣窑粉色裂纹长盆，中分树水二漕，制甚可爱。近日烧有白色方圆长盆甚多，无俟他求矣。其北路青绿泥窑，俗恶不堪经眼。更有烧成兔子、蟾蜍、刘海、荔枝、党仙，中开一孔种蒲，此皆儿女子戏物，岂容污我仙灵？见之当破其坦腹，为菖蒲脱灾。山斋有昆石蒲草一具，载以白定划花水底，大盈一尺三四，下制川石数十子，红白交错，青绿相间，日汲清泉养之，自谓斋中一宝。

高子拟花荣辱评

高子曰：花之遭遇荣辱，即一春之间，同其天时，而所遇迥别。故余述花雅称为荣，凡二十有二：其一，轻阴蔽日；二，淡日蒸香；三，薄寒护蕊；四，细雨逞娇；五，淡烟笼罩；六，皎月筛阴；七，夕阳弄影；八，开值晴明；九，傍水弄妍；十，朱栏遮护；十一，名园闲静；十二，高斋清供；十三，插以古瓶；十四，娇歌艳赏；十五，把酒倾欢；十六，晚霞映彩；十七，翠竹为邻；十八，佳客品题；十九，主人赏爱；二十，奴仆卫护；二十一，美人助妆；二十二，门无剥喙。此皆花之得意春风，及时逞艳，不惟花得主荣，主亦对花无愧，可谓人与花同春矣。其嫉憎为辱，亦二十有二：一，狂风摧惨；二，淫雨无度；三，烈日销烁；四，严寒闭塞；五，种落俗家；六，恶鸟翻衔；七，蓦遭春雪；八，恶诗题咏；九，内厌赏客；十，儿童扳折；十一，主人多事；十二，奴仆懒浇；十三，藤草缠搅；十四，本瘦不荣；十五，搓捻憔悴；十六，台榭荒凉；十七，醉客呕秽；十八，药坛作瓶；十九，分枝剖根；二十，虫食不治；二十一，蛛网联络；二十二，麝脐熏触。此皆花之空度青阳，芳华憔悴，不惟花之寥落主庭，主亦对花增愧矣。花之遭遇一春，是非人之所生一世同耶？

家居种树宜忌

《地理心书》曰：人家居止种树，惟栽竹四畔，青翠郁然，不惟生旺，自无俗气。东种桃柳，西种栀榆，南种梅枣，北种柰杏，为吉。又云：宅东不宜种杏，宅南北不宜种李，宅西不宜种柳。中门种槐，三世昌盛。屋后种榆，百鬼退藏。庭前勿种桐，妨碍主人翁。屋内不可多种芭蕉，久而招祟。堂前宜种石榴，多嗣，大吉。中庭不宜种树取阴，栽花作栏，惹淫招损。《阴阳忌》云：庭心树木名闲困，长植庭心主祸殃。大树近轩多致疾，门庭双枣喜加祥。门前青草多愁怨，门外垂杨更有妨。宅内种桑并种槿，种桃终是不安康。

卷之九

延年却病笺 上卷

高子曰：生身以养寿为先，养身以却病为急。经曰：我命在我，不在于天。昧用者夭，善用者延。故人之所生，神依于形，形依于气，气存则荣，气败则灭，形气相须，全在摄养。设使形无所依，神无所主，致殂谢为命尽，忌知命者哉！夫胎息为大道根源，导引乃宣畅要术，人能养气以保神，气清则神爽；运体以却病，体活则病离。规三元养寿之方，绝三尸九虫之害。内究中黄妙旨，外契大道玄言，则阴阳运用，皆在人之掌握，岂特退龄可保，即玄元上乘，罔不由兹始矣。噫！顾人之精进如何。余录出自秘经，初非道听迁说，读者当具天眼目之，毋云泛泛然也。编成，笺曰"延年却病"。

养五脏五行气法

春以六丙之日时加巳，食气百二十，助于心，令心胜肺，无令肺伤肝，此养肝之义也。

夏以六戊之日时加未，食气百二十，以助脾胜肾，不伤于心也。

季夏以六庚之日时加申，食气百二十，以助肺，令肺胜肝，不伤于脾也。

秋以六壬之日时加亥，食气百二十，以助肾，令肾胜心，不伤于肺也。

冬以六甲之日时加寅，食气百二十，以助肝，令肝胜脾，不伤于肾也。

上此法，是五行食气之要，明时各有九，凡一千八十。食气各以养脏，周而复始，不相克，精心为之。

服气有三膈说

凡人腹中有三膈处：一，心有膈。初学服气者，觉心下胃中气满，是一膈也。但少食，惟以咽气存想，充关而下，自能通也。二，生脏下有膈。亦须以上法减食，或口咬甘草并桂些少以通之。三，下丹田有膈。须固志，如上法以通之，或服蜀椒一二百粒，自然气周通行身中矣。咽气须干咽，不得和唾，亦须用出息咽之，若用入息，恐生风入，当用心也。

凡咽气喉中深咽，不得浅，浅即发嗽。

凡初服气，气未固，腹中作泄，勿令有此，以意运令散，或以药食治之。

凡服气，得脐、丹田常满，叫唤、读书，终日对人语言，气力不少，出入行步，无倦怠也。

凡服气人不可过劳，劳即损气，仍须时常行步，使气下行。

凡服气者，小便黄赤不碍，行之日久，自然如常。

凡大饮酒食肉，一时虽勇健，百病易生，瘴疠蛊毒，逢即被伤。若服元气，久而行之，诸毒不能伤，一切疫病不能染。如能坚持，自知其妙。

明耳目诀

《真诰》曰：求道要先令目明耳聪，为事主也。且耳目是寻真之梯级，综灵之门户，得失系之，而立存亡之辩也。今抄经相示，可施运用之道：日常以手按两眉后小穴中三九过，又以手心及指摩两目颧上，以手旋耳，行三十过，唯令数无时节也。毕，辄以手逆乘额三九过，从眉中始，以入发际中。仍须咽液，多少无数。如此常行，耳目清明，二年可夜书。眉后小穴，为上元六合之府，化生眼晖，和莹精光，长映彻瞳，保炼目神，是真人坐起之上道也。

服食灵药忌

女仙程伟妻曰：服食灵药，勿食血物，使三尸不得去。干肉可耳。《凤纲诀》曰：道士有疾，内视心，使生火以烧身及疾处。存之要精，如仿佛，疾即愈。凡痛处，加其火必验也。以意火攻之。

擦涌泉穴说

其穴在足心之上，湿气皆从此入。日夕之间，常以两足赤肉，更次用一手握指，一手摩擦；数目多时，觉足心热，即将脚指略略动转，倦则少歇。或令人擦之亦得，终不若自擦为佳。

擦肾腧穴说

张成之为司农丞，监支同坐。时冬严寒，余一二刻间，两起便溺。问曰：何频数若此？答曰：天寒自应如是。张云：某不问冬夏，只早晚两次。余谂之曰：有导引之术乎？曰：然。余曰：旦夕当北面。因暇专往叩请，荷其口授。曰：某先为家婿、妻弟少年遇人有所得，遂教小诀：临卧时，坐于床，垂足解衣，闭气，舌拄上腭，目视顶，仍提缩谷道，以手摩擦两肾俞穴，各一百二十次，以多为妙。毕，即卧。如是三十年，极得力。归禀老人，老人行之旬日，云：真是奇妙！亦与亲旧中笃信者数人言之，皆得效验。

卷之十

延年却病笺_{下卷}

八段锦导引法

闭目冥心坐_{冥心盘趺而坐}，握固静思神。叩齿三十六，两手抱昆仑。又两手向项后，数九息，勿令耳闻，自此以后，出入息皆不可使耳闻。左右鸣天鼓，二十四度闻。移两手心掩两耳，先以第二指压中指，弹击脑后，左右二十四次。微摆撼天柱，摇头左右顾，肩膊转随动二十四，先须握固。赤龙搅水津。_{赤龙者，舌也。}以舌搅口齿并左右颊，待津液生而咽。漱津三十六_{一云鼓漱}，神水满口匀。一口分三咽_{所漱津液分作三口，作汩汩声而咽之}，龙行虎自奔。_{液为龙，气为虎。}闭气搓手热，以鼻引清气，闭之少顷，搓手急数令热极，鼻中徐徐乃放气出。背摩后精门。_{精门者，腰后外肾也，合手心摩毕，收手握固。}尽此一口气_{再闭气也}，想火烧脐轮。_{闭口鼻之气，想用心火下烧丹田，觉热极，即用后法。}左右辘轳转，_{俯首摆撼两肩三十六，想火自丹田透双关入脑户，鼻引清气，闭少顷间。}两脚放舒伸_{放直两脚}。叉手双虚托_{叉手相交，向上托空三次或九次}，低头攀足频，_{以两手向前攀足心十二次，乃收足端坐。}以候逆水上，_{候口中津液生，如未生，再用急搅取水，同前法。}再漱再吞津。_{如此三度毕，神水九次吞谓再漱三十六，如前口分三咽，乃为九也。}咽下汩汩响，百脉自调匀。河车搬运讫，_{摆肩并身二十四，及再转辘轳二十四次。}发火遍烧身。_{想丹田火自下而上，遍烧身体。想时口鼻皆闭气少顷。}邪魔不敢近，梦寐不能昏。寒暑不能入，灾病不能迍。子后午前作，造化合乾坤。循环次第转，八卦是良因。

诀曰：其法于甲子日，夜半子时起首，行时口中不得出气，唯鼻中微放清气。每日子后午前，各行一次，或昼夜共行三次。久而自知，蠲除疾病，渐觉身轻。能勤苦不怠，则仙道不远矣。

高子曰：以上名八段锦法，乃古圣相传，故为图有八。握固二字，人多不考，岂特闭目见自己之目，冥心见自己之心哉？趺坐时，当以左脚后跟曲顶肾茎根下动处，不令精窍漏泄云耳。行功何必拘以子午，但一日之中，得有身闲心静处，便是下手所在，多寡随行。若认定二时，忙迫当如之何？入道者不可不知。

八段锦坐功图陈希夷左右睡功图附

叩齿集神三十六，两手抱昆仑，双手击天鼓二十四。

上法先须闭目冥心盘坐，握固静思。然后叩齿集神，次叉两手向项后数九息，勿令耳闻。乃移手各掩耳，以第二指压中指，击弹脑后左右各二十四次。

左右手摇天柱各二十四。

上法先须握固，乃摇头左右顾，肩膊随动二十四。

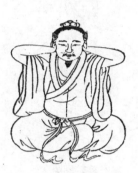

叩齿集神图势

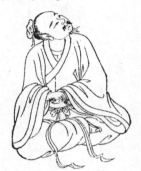

摇天柱图势

左右舌搅上腭三十六漱，三十六分作三口，如硬物咽之，然后方得行火。

上法以舌搅口齿并左右颊，待津液生，方漱之，至满口，方咽之。

两手摩肾堂三十六，以数多更妙。

上法闭气，搓手令热后，摩肾堂如数。毕，仍收手握固，再闭气，想用心火下烧丹田。觉热极，即用后法。

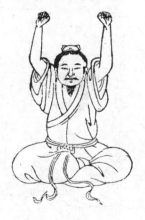

舌搅漱咽图势

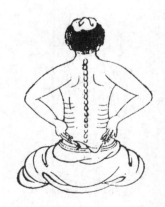

摩肾堂图势

左右单关辘轳各三十六。

上法须俯首，摆撼左肩三十六次，右肩亦三十六次。

双关辘轳三十六。

上法两肩并摆撼至三十六数，想火至丹田透双关入脑户，鼻引清气，后伸两脚。

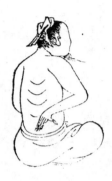 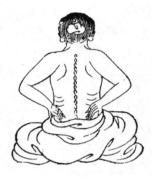

单关辘轳图势　　　　　　　　左右辘轳图势

两手相搓，当呵五呵，后叉手托天，按顶各九次。

上法两手相叉，向上托空三次或九次。

以两手如钩，向前攀双脚心十二次，再收足端坐。

上法，以两手向前攀脚心十二次，乃收足端坐。候口中津液生，再漱再吞，一如前数，摆肩并身二十四，及再转辘轳二十四次，想丹田火自下而上烫烧身体，想时口鼻皆须闭气少顷。

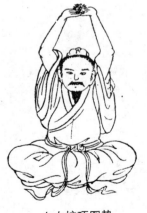 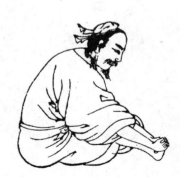

左右按顶图势　　　　　　　　钩攀图势

调和真气五朝元，心息相依念不偏。二物长居于戊己，虎龙蟠结大丹圆。

肺气长居于坎位，肝气却向到离宫。脾气呼来中位合，五气朝元入太空。

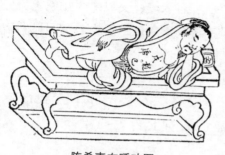

陈希夷左睡功图

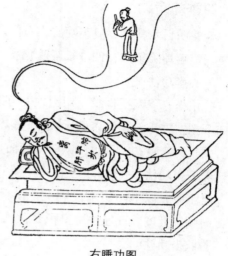

右睡功图

去病延年六字法 其法以口吐鼻取

总诀 此行六字功夫秘要诀也，非此，六气行不到于本经。以此导之，若引经耳，不可不知。

肝若嘘时目睁精，肺知呬气手双擎，

心呵顶上连叉手，肾吹抱取膝头平，

脾病呼时须撮口，三焦客热卧嘻宁。

吹肾气诀

肾为水病主生门，有疾尪羸气色昏，眉蹙耳鸣兼黑瘦，吹之邪妄立逃奔。

呵心气诀

心源烦躁急须呵，此法通神更莫过。喉内口疮并热痛，依之目下便安和。

嘘肝气诀

肝主龙涂位号心，病来还觉好酸辛。眼中赤色兼多泪，嘘之立去病如神。

呬肺气诀

呬呬数多作生涎，胸膈烦满上焦痰。若有肺病急须呬，用之目下自安然。

呼脾气诀

脾宫属土号太仓，痰病行之胜药方。泻痢肠鸣并吐水，急调呼字免成殃。

嘻三焦诀

三焦有病急须嘻，古圣留言最上医。若或通行去壅塞，不因此法又何知。

四季却病歌

春嘘明目木扶肝，夏至呵心火自闲。秋呬定收金肺润，肾吹唯要坎中安。
三焦嘻却除烦热，四季长呼脾化餐。切忌出声闻口耳，其功尤胜保神丹。

养心坐功法

时正坐，以两手作拳，用力左右互相虚筑，各六度；又以一手按腕上，一手向下拓空如重石；又以两手相叉，以脚踏手中各五六度，能去心胸间风邪诸疾。关气为之良久，闭目三咽三叩齿而止。

养肝坐功法

时正坐，以手两相重按髀下，徐缓身，左右各三五度；又以两手拽相叉，翻覆向胸三五度。此能去肝家积聚，风邪毒气。余如上。

养胆坐功法

时平坐，令两脚掌昂头，以两手挽脚腕起摇动，为之三五度；以两手拓地，举身努腰脊三五度，能去胆家之风毒邪气。余如上止。下同。

养脾坐功法

时大坐，伸一脚，屈一脚，以两手向后反掣各三五度；又行跪坐，以两手据地，回头用力虎视，各三五度，能去脾脏积聚风邪，喜食。

养肺坐功法

时正坐，以两手据地，缩身曲脊，向上三举，去肺家风邪积劳。又行反拳捶脊上，左右各三五度，此法去胸臆间风毒。闭气为之良久，闭目咽液，三叩齿为止。

养肾坐功法

时正坐，以两手止从耳左右引胁三五度，可挽臂向空抛射，左右同缓身三五度；更以足前后逾，左右各十数度，能去腰肾膀胱间风邪积聚。余如上法。

凡欲修养，须静室焚香，顺温凉之宜，明燥湿之候。每夜半后生气时，或五更睡觉，先呵出腹内浊气，或一九止，或五六止，定心闭目，叩齿至十六通，以集心神。然后以拇指背拭目大小眦九过，兼按鼻左右七过，以两手摩令极热，闭口鼻气，然后摩面，不计遍数，为真人起居法。次以舌拄上腭，漱口中内外津液满口，作三咽下，令入胃中，存胃神承之。如此作为，是三度九咽，庶得灌溉五脏，光泽面目，极有效验，不可轻忽。

余意六字之法，某脏有病，当以某字治之，否则不必俱行，恐伤无病之脏，当酌量以行可也。然呵字一法，心脏热者，秋冬睡醒，当呵三五口，以去五脏壅气，此又不可废者。

◉ | 卷之十二

饮馔服食笺中卷

家蔬类皆余手制，曾经知味者笺入，非漫录也。或传有不同，悉听制度。

配盐瓜菽

老瓜、嫩茄，合五十斤，每斤用净盐二两半，先用半两腌瓜、茄一宿，出水。次用橘皮五斤，新紫苏连根二斤，生姜丝三斤，去皮杏仁二斤，桂花四两，甘草二两，黄豆一斗，煮酒五斤，同拌入瓮，合满捺实。箬五层，竹片捺定，箬裹泥封，晒日中。两月取出，入大椒半斤，茴香、砂仁各半斤，匀，晾晒在日内，发热乃酥美。黄豆须拣大者，煮烂，以麸皮罨热，去麸皮，净用。

糖蒸茄

牛奶茄嫩而大者，不去蒂，直切成六棱。每五十斤用盐一两，拌匀，下汤焯令变色，沥干。用薄荷、茴香末夹在内，砂糖二斤，醋半钟，浸三宿。晒干还卤，直至卤尽。茄干压扁，收藏之。

蒜梅

青硬梅子二斤，大蒜一斤，或囊剥净，炒盐三两，酌量水煎汤，停冷浸之。候五十日后，卤水将变色，倾出，再煎其水，停冷浸之，入瓶，至七月后食，梅无酸味，蒜无荤气也。

酿瓜

青瓜坚老而大者，切作两片，去瓤。略用盐，出其水，生姜、陈皮、薄荷、紫苏，俱切作丝，茴香、炒砂仁、砂糖拌匀，入瓜内，用线扎定，成个，入酱缸内。五六日取出，连瓜晒干，收贮。切碎了晒。

蒜瓜

秋间小黄瓜一斤，石灰白矾汤焯过，控干，盐半两，腌一宿。又盐半两，剥大蒜瓣三两，捣为泥，与瓜拌匀，倾入腌下水中。熬好酒醋，浸着凉处顿放。冬瓜、茄子同法。

三煮瓜

青瓜坚老者，切作两片，每一斤用盐半两，酱一两，紫苏、甘草少许，腌伏时，连卤夜煮日晒，凡三次，煮后晒，至雨天留甑上蒸之，晒干收贮。

蒜苗干

蒜苗切寸段一斤，盐一两，腌出臭水。略晾干，拌酱、糖少许，蒸熟，晒干收藏。

藏芥

芥菜肥者，不犯水，晒至六七分干，去叶，每斤盐四两，淹一宿，取出。每茎扎成小把，置小瓶中，倒沥尽其水，并煎腌出水，同煎取清汁，待冷，入瓶封固，夏月食。

绿豆芽

将绿豆冷水浸两宿，候涨换水，淘两次，烘干。预扫地洁净，以水洒湿，铺纸一层，置豆于纸上，以盆盖之，一日两次洒水。候芽长，淘去壳，沸汤略焯，盖醋和之，肉燥尤宜。

芥辣

二年陈芥子，碾细水调，捺实碗内，韧纸封固。沸汤三五次，泡出黄水，覆冷地上，顷后有气，入淡醋。解开，布滤去渣。

又法：加细辛二三分，更辣。

酱佛手、香橼、梨子

梨子带皮入酱缸内，久而不坏。香橼去瓢酱皮。佛手全酱。新橘皮、石花、面筋皆可酱食，其味更佳。

糟茄子法

五茄六糟盐十七，更加河水甜如蜜。茄子五斤，糟六斤，盐十七两，河水两小碗，拌糟，其茄味自甜。此藏茄法也，非暴用者。又方：中样晚茄，水浸一宿，每斤用盐四两，糟一斤，亦妙。

糟姜方

姜一斤，糟一斤，盐五两，拣社日前可糟。不要见水，不可损了姜皮，用干布擦去泥，晒半干后，糟、盐拌之，入瓮。

糖醋瓜

用六月伏旋摘白生瓜，以五十斤为率，破作两片，去其练，切作寸许大、厚三分三刀块子，然后将箩盛于水，洗净。每十斤用盐五两，缸内盐之，约一个时，翻转，再过半时，沥起，摊在芦席上，猛日中晒令半干。先切橘皮丝、姜丝，花椒皮炒盐筛净，将好醋下锅煎沸。每十斤用醋二十二两五钱、好砂糖十两，入盐醋内，顷于器中，候冷，将瓜干、姜、椒等，入醋拌匀，过宿翻转，又一宿再翻后收藏。只要泡洗器具干净，断水迹，向阴处收藏。

素笋鲊

用好麸六七个，扯如小指大条子，称五斤，入汤内煮三四沸，捹在筲箕内，带热榨干。先焙莳萝、茴香共半合，碾碎，不可细了；拣花椒片小半合，赤曲米大半合，以汤泡软；披葱头须半碗；杏仁一合许，去皮尖，擂碎，用酒调荡。熬油二两于锅内，候熟住火，先倾杏仁入油沸过，次下麸及料物，用铁铲频翻三四转，尝其咸淡，逐渐笮于器中。将温赤曲旋掺入，捹实，以荷叶盖上，用竹片挀定，以石压之，三四个时辰可用。

又笋鲊方

春间取嫩笋，剥净，去老头，切作四分大，一寸长块，上笼蒸熟，以布包裹，榨作极干，投于器中，下油用。制造与麸鲊同。

糟萝卜方

萝卜一斤，盐三两，以萝卜不要见水，揩净，带须半根晒干。糟与盐拌过，次入萝卜，又拌过，入瓮。此方非暴吃者。

做蒜苗方

苗用些少盐腌一宿，晾干，汤焯过，又晾干。以甘草汤拌过，上甑蒸之，晒干入瓮。

三和菜

淡醋一分，酒一分，水一分，盐、甘草，调和其味得所，煎滚下菜。姜丝、橘皮丝各少许，白芷一二小片，掺菜上，重汤顿，勿令开，至熟食之。

暴齑

菘菜嫩茎，汤焯半熟，扭干，切作碎段，少加油，略炒过，入器内，加醋些少，停少顷，食之。

胡萝卜菜

取红细胡萝卜切片，同切芥菜，入醋，略腌片时，食之甚脆。仍用盐些少，大小茴香、姜、橘皮丝同醋共拌，腌食。

胡萝卜鲊 俗名红萝卜也

切作片子，滚汤略焯，控干，入少许葱花、大小茴香、姜、橘丝、花椒末，红曲研烂，同盐拌匀，腌一时食之。

又方

白萝卜、茭白生切，笋煮熟，三物俱同此法，作鲊可供。

晒淡笋干

鲜笋猫儿头，不拘多少，去皮，切片条，沸汤焯过，晒干收贮。用时米泔水浸用，色白如银，盐汤焯，即腌笋矣。

蒜菜

用嫩白藏菜，切寸段，每十斤用炒盐四两，每醋一碗，水二碗，浸菜于瓮内。

做瓜法

用坚硬生瓜，切开去瓤，揩干，不要犯水，切三角小块。以十斤为率，用盐半斤，放在大盆内浸一宿，明早以麻布袋之，用石压干。莳萝、茴香、花椒、橘皮、紫苏、生姜各五钱，俱切丝，和瓜拌匀。好砂糖十两，以醋二碗，碾糖极烂，以磁器盛之，把在日中晒，频翻转，以汁尽为度，干则入瓶收贮。

淡茄干方

用大茄洗净，锅内煮过，不要见水，擘开，用石压干。趁日色晴，先把瓦晒热，摊茄子于瓦上，以干为度。藏至正二月内，和物匀食，其味如新茄之味。

十香咸豉方

生瓜并茄子相半，每十斤为率，用盐十二两，先将内四两腌一宿，沥干。生姜丝半斤，活紫苏连梗切断半斤，甘草末半两，花椒拣去梗核，碾碎二两，茴香一两，莳萝一两，砂仁二两，藿叶半两，如无亦罢。先五日，将大黄豆一升煮烂，用炒麸皮一升拌，腌做黄子。待熟过，筛去麸皮，止用豆豉。用酒一瓶，醋糟大半碗，与前物共和打拌，泡干净瓮入之，捺实。用箬四五重盖之，竹片廿字扞定，再将纸箬扎瓮口，泥封，晒日中，至四十日取出，略晾干，入瓮收之。如晒可二十日，转过瓮，使日色周遍。

又造芥辣法

用芥菜子一合，入擂盆研细，用醋一小盏，以水和之。再用细绢挤出汁，置水缸凉处。临用时，再加酱油、醋调匀，其辣无比，其味极妙。

芝麻酱方

熟芝麻一斗，捣烂，用六月六日水煎滚晾冷，用坛调匀，水淹一手指，封口。晒五七日后开坛，将黑皮去后，加好酒酿糟三碗，好酱油三碗，好酒二碗，红曲末一升，炒绿豆一升，炒米一升，小茴香末一两，和匀，过二七日后用。

盘酱瓜茄法

黄子一斤，瓜一斤，盐四两，将瓜擦，原腌瓜水拌匀酱、黄。每日盘二次，七七四十九日入坛。

干闭瓮菜

菜十斤，炒盐四十两，用缸腌菜。一层菜，一层盐，腌三日。取起菜，入盆内揉一次，将另过一缸，盐卤收起听用。又过三日，又将菜取起，又揉一次，将菜另过一缸，留盐汁听用。如此九遍完，入瓮内，一层菜上，洒花椒、小茴香一层，又装菜。如此紧紧实实装好，将前留起菜卤，每坛浇三碗，泥起，过年可吃。

撒拌和菜

将麻油入花椒，先时熬一二滚，收起。临用时，将油倒一碗，入酱油、醋、白糖些少，调和得法，安起。凡物用油拌的，即倒上些少拌吃，绝妙。如拌白菜、豆芽、水芹，须将菜入滚水焯熟，入清水漂着，临用时榨干，拌油方吃。菜色青翠不黑，又脆可口。

水豆豉法

好黄子十斤，好盐四十两，金华甜酒十碗。先日用滚汤二十碗，充调盐作卤，留冷淀清听用。将黄子下缸，入酒，入盐水，晒四十九日完，方下大小茴香各一两，草果五钱，官桂五钱，木香三钱，陈皮丝一两，花椒一两，干姜丝半斤，杏仁一斤，各料和入缸内，又晒又打三日，将坛装起。隔年吃方好，蘸肉吃更妙。

倒齑菜

每菜一百斤，用盐五十两腌了，入坛装实。用盐卤调毛灰如干面，糊口上，摊过封好，不必草塞。

辣芥菜清烧

用芥菜，不要落水，晾干软了，用滚汤一焯就起，笊篱捞在筛子内晾冷。将焯菜汤晾冷，将筛子内菜用松盐些少撒拌，入瓶后，加晾冷菜卤浇上包好，安顿冷地上。

蒸干菜

将大棵好菜择洗干净，入沸汤内焯五六分熟，晒干；用盐、酱、莳萝、花椒、砂糖、橘皮同煮极熟，又晒干，并蒸片时，以磁器收贮。用时着香油揉，微用醋，饭上蒸食。

鹌鹑茄

拣嫩茄切作细缕，沸汤焯过，控干。用盐、酱、花椒、莳萝、茴香、甘草、陈皮、杏仁、红豆研细末，拌匀晒干，蒸过收之。用时以滚汤泡软，蘸香油炸之。

食香瓜茄

不拘多少，切作棋子，每斤用盐八钱，食香同瓜拌匀，于缸内腌一二日，取出控干，日晒，晚复入卤水内，次日又取出晒，凡经三次，勿令太干，装入坛内用。

糟瓜茄

瓜茄等物，每五斤，盐十两，和糟拌匀。用铜钱五十文，逐层铺上，经十日取钱，不用别换糟。入瓶收久翠色如新。

茭白鲊

鲜茭，切作片子，焯过控干。以细葱丝、莳萝、茴香、花椒、细曲研烂，并盐拌匀，同腌一时食。藕梢鲊同此造法。

糟醋茄

取新嫩茄，切三角块，沸汤漉过，布包榨干，盐腌一宿，晒干。用姜丝、紫苏拌匀，煎滚，糖醋泼浸，收入磁器内。瓜同此法。

糟姜

社前取嫩姜，不拘多少，去芦擦净，用酒和糟盐拌匀，入磁坛中，上加沙糖一块，箬叶扎口，泥封。七日可食。

腌盐菜

白菜削去根及黄老叶，洗净控干。每菜十斤用盐十两，甘草数茎，以净瓮盛之。将盐撒入菜丫内，摆于瓮中，入莳萝少许，以手按实，至半瓮，再入甘草数茎，候满瓮，用砖石压定。腌三日后，将菜倒过，扭去卤水，于干净器内另放，忌生水，却将卤水浇菜内。候七日，依前法再倒，用新汲水淹浸，仍用砖石压之，其菜味美香脆。若至春间食不尽者，于沸汤内焯过，晒干收之。夏间将菜温水浸过，压干，入香油拌匀，以磁碗盛于饭上，蒸过食之。

蒜冬瓜

拣大者，去皮瓤，切如一指阔，以白矾、石灰煎汤焯过，漉出控干。每斤用盐二两，蒜瓣三两，捣碎，同冬瓜装入磁器，添以熬过好醋浸之。

腌盐韭法

霜前拣肥韭无黄稍者，择净，洗，控干。于磁盆内铺韭一层，掺盐一层，候盐、韭匀，铺尽为度，腌一二宿。翻数次，装入磁器内，用原卤加香油少许尤妙。或就韭内腌小黄瓜、小茄儿，别用盐腌去水，韭内拌匀收贮。

造谷菜法

用春不老菜苔去叶洗净，切碎如钱眼子大，晒干水气，勿令太干，以姜丝炒黄豆瓣，每菜一斤，用盐一两，入食香相停，揉回卤性，装入罐内，候熟随用。

黄芽菜

将白菜割去梗叶，止留菜心，离地二寸许，以粪土壅平，用大缸覆之，缸外以土密壅，勿令透气。半月后取食，其味最佳。黄芽韭、姜芽、萝卜芽、川芎芽，其法亦同。

酒豆豉方

黄子一斗五升，筛去面，令净，茄五斤，瓜十二斤，姜筋十四两，橘丝随放，小茴香一升，炒盐四斤六两，青椒一斤，一处拌入瓮中，捺实，倾金花酒或酒酿，腌过各物两寸许，纸箬扎缚，泥封，露四十九日，坛上写"东""西"字记号。轮晒日满，倾大盆内，晒干为度，以黄草布罩盖。

红盐豆

先将盐霜梅一个，安在锅底下，淘净大粒青豆盖梅，又将豆中作一窝，下盐在内。用苏木煎水，入白矾些少，沿锅四边浇下，平豆为度。用火烧干，豆熟，盐又不泛而红。

五美姜

嫩姜一斤，切片，用白梅半斤，打碎去仁，入炒盐二两拌匀，晒三日。次入甘松一钱，甘草五钱，檀香末二钱，又拌，晒三日收用。

腌芥菜 每菜十斤，用盐八两为则

十月内，采鲜嫩芥菜切碎，汤焯带水捞于盆内，与生莴苣、熟麻油、芥花、芝麻、盐拌匀，实于瓮内三五日吃，至春不变。

食香萝卜 每萝卜十斤，用盐八两淹之

切作骰子大，盐腌一宿，日中晒干。切姜、橘丝、大小茴香，拌匀煎滚，熟醋浇上，用磁瓶盆盛，日中晒干收贮。

糟萝卜茭白笋菜瓜茄等物

用石灰白矾煎汤，冷定，将前物浸一伏时，将酒滚热，泡糟入盐，又入铜

钱一二文，量糟多少加入。腌十日，取起，另换好糟，入盐酒拌，入坛内收贮，箬扎泥封。

五辣醋方

酱一匙，醋一钱，白糖一钱，花椒五七粒，胡椒一二粒，生姜一分，或加大蒜一二蒲，更妙。

野蔬类 余所选者，与王西楼远甚，皆人所知可食者，方敢录存，非王所择，有所为而然也。

黄香萱

夏时采花洗净，用汤焯，拌料可食；入熝素品，如豆腐之类极佳。凡欲食此野菜品者，须要采洗洁净，仍看叶背心科小虫，不令误食。先办料头，每醋一大酒盅，入甘草末三分，白糖霜一钱，麻油半盏，和起作拌菜料头。或加捣姜些少，又是一制。凡花菜采来洗净，滚汤焯起，速入水漂一时，然后取起榨干，拌料供食。其色青翠，不变如生，且又脆嫩不烂，更多风味。家菜亦如此法。他若炙煿作蔬，不在此制。

甘菊苗

甘菊花春夏旺苗嫩头，采来汤焯如前法食之。以甘草水和山药粉，拖苗油炸，其香美佳甚。

枸杞头

枸杞子嫩叶及苗头，采取如上食法，可用以煮粥更妙。四时惟冬食子。

菱科

夏秋采之，去叶去根，惟留梗上圆科，如上法，熟食亦佳，糟食更美，野菜中第一品也。

莼菜

四月采之，滚水一焯，落水漂用。以姜、醋食之亦可，作肉羹亦可。

野苋菜

夏采，熟食、拌料、炒食俱可，比家苋更美。

野白荠

四时采嫩者，生、熟可食。

野萝卜

菜似萝卜，可采根、苗熟食。

蒌蒿

春初采心苗，入茶最香，叶可熟食。夏秋茎可作齑。

黄连头

即药中黄连，采头盐腌，晒干入茶最佳，或以熟食亦美。

水芹菜

春月采取，滚水焯过，姜、醋、麻油拌食，香甚。或汤内加盐。焯过晒干；或就入茶供亦妙。

茉莉叶

茉莉花嫩叶，采，洗净，同豆腐熝食，绝品。

鹅脚花

采单瓣者可食，千瓣者伤人。汤焯，加盐拌料，亦可熝食，如入瓜齑炒食俱可。春时食苗。

栀子花一名薝卜

采花洗净，水漂去腥，用面入糖、盐作糊，花拖油炸食。

金豆儿即决明子

采豆汤焯，可供茶料，香美甘口。

金雀花

春初采花，盐汤焯，可充茶料，拌料亦可供馔。

紫花儿

花、叶皆可服。

香春芽

采头芽，汤焯，少加盐，晒干可留年余，以芝麻拌供。新者可入茶，最宜炒面筋食，佳。熝豆腐、素菜，无一不可。

蓬蒿

采嫩头，二三月中方盛，取来洗净，加盐少腌，和粉作饼，油炸，香美可食。

灰苋菜

采成科，熟食、煎炒俱可，比家苋更美。

桑菌　柳菌

俱可食，采以同素品熝服。

鹅肠草粗者是

采，可焯熟拌料食之。

鸡肠草

同上食。

绵絮头

色白，生田埂上，采，洗净，捣如绵，同粉面作饼食。

荞麦叶

八九月采初出嫩叶，熟食。

西洋太紫

七八月采叶，爁豆腐妙品。

蘑菇

采取晒干，生食作羹，美不可言，素食中之佳品也。

竹菇

此更鲜美，熟食无不可者。

金莲花

夏采叶梗，浮水面。汤焯，姜、醋、油拌食之。

水菜

秋生水田，状如白菜，采可拌料食之。

看麦娘

随麦生垄上。春采，熟食。

狗脚迹

生霜降时，叶如狗脚，采以熟食。

斜蒿

三四月生，小者全科可用，大者摘嫩头，汤中焯过，晒干。食时再用汤泡，料拌食之。

眼子菜

六七月采。生水泽中，青叶紫背，茎柔滑细，长数尺。采以汤焯，熟食。

地踏叶

一名地耳，春夏中生雨中，雨后采，用姜、醋熟食。日出即没而干枝。

窝螺荠

正二月采之，熟食。

马齿苋

初夏采，沸汤焯过，晒干。冬用旋食。

马兰头

二三月丛生。熟食，又可作齑。

茵陈蒿 即青蒿儿

春时采之，和面作饼，炊食。

雁儿肠

二月生，如豆芽菜。熟食，生亦可食。

野芰白菜

初夏生水泽旁，即芰芽儿也，熟食。

倒灌荠

采之熟食，亦可作齑。

苦麻苔

三月采，用叶，捣，和面作饼食之。

黄花儿

正二月采，熟食。

野荸荠

四时采，生、熟可食。

野绿豆

叶茎似绿豆而小，生野田，多藤蔓。生、熟皆可食。

油灼灼

生水边，叶光泽。生、熟皆可食，又可腌作干菜蒸食。

板荞荞

正二月采之炊食，三四月不可食矣。

碎米荠

三月采，止可作齑。

天藕儿

根如藕而小，炊熟作藕菜，拌料食之。叶不可食。

蚕豆苗

二月采为茹，麻油炒，下盐酱煮之，少加姜、葱。

苍耳菜

采嫩叶，洗，焯，以姜、盐、苦酒拌食，去风湿。子可杂米粉为糗。

芙蓉花

采花，去心、蒂，滚汤泡一二次，同豆腐少加胡椒，红白可爱。

葵菜 比蜀葵丛短而叶大，性温

采叶，与作菜羹同法食。

丹桂花

采花，洒以甘草水，和米舂粉作糕，清香满颊。

莴苣菜

采梗，去叶去皮，寸切，以滚汤泡之，加姜、油、糖、醋拌之。

牛蒡子

十月采根，洗净，煮毋太甚，取起捶碎，扁压干。以盐、酱、萝、姜、椒、熟油诸料拌，浸一二日，收起焙干，如肉脯味。

槐角叶

采嫩叶细净者，捣为汁，和面作淘；以醋、酱为熟齑食。

椿树根

秋前采根，捣筛，和面作小面块，清水煮服。

百合根

采根瓣晒干，和面作汤饼蒸食，甚益气血。

栝楼根

深掘大根，削皮至白，寸切水浸，一日一换，至五七日后，收起，捣为浆末，以绢滤其细浆粉，候干为粉，和粳米为粥，加以乳酪，食之甚补。

凋菰米

凋菰，即今胡穄也。曝干，舂洗造饭，香不可言。

锦带花

采花作羹，柔脆可食。

菖蒲

石菖蒲、白术煮为末，每一斤用山药三斤，炼蜜水和入面内，作饼蒸食。

李子

取大李子，剜去核，用白梅、甘草泡滚汤焯之，以白糖和松子、榄仁研末填入，甑上蒸熟食之。

山芋头

采芋为片，用榧子煮过，去苦，杏仁为末，少加酱、水或盐，和面，将芋片拖煎食之。

东风荠 即荠菜也

采荠一二升，洗净，入淘米三合，水三升，生姜一芽头捶碎，同入釜中和匀，上浇麻油一蚬壳，再不可动，以火煮之。动则生油气也。不着一些盐醋。若知此味，海陆八珍可厌也。

玉簪花

采半开蕊，分作二片或四片，拖面煎食。若少加盐、白糖，入面调匀拖之，味甚香美。

栀子花 又一法，再录

采半开花，矾水焯过，入细葱丝、大小茴香、花椒、红曲、黄米饭，研烂，同盐拌匀，腌压半日食之。用矾焯过，用蜜煎之，其味亦美。

木菌

用朽桑木、樟木、楠木，截成一尺长段，腊月扫烂叶，择肥阴地，和木埋于深畦，如种菜法。春月用米泔水浇灌，不时菌出，逐日灌以三次，即大如拳。采，同素菜炒食、作脯俱美。木上生者，且不伤人。

藤花

采花洗净，盐汤洒拌匀，入甑蒸熟，晒干。可作食馅子，美甚；荤用亦佳。

牛蒡菹

采苗食，如剪韭法，作菹食，多食甚益人。

商陆

采苗茎洗净，蒸熟，食加盐料。紫色者味佳。

牛膝

采苗如剪韭法，可食。

湖藕

采生者，截作寸块，汤焯，盐腌去水。葱、油少许，姜、橘丝、大小茴香，黄米饭研烂细拌，荷叶包压，隔宿食之。

防风

采苗，可作菜食。汤焯料拌，极去风。

芭蕉

蕉有二种，根黏者为糯蕉，可食。取根，切作手大片子，灰汁煮令熟，去灰汁，又以清水煮，易以二次，令灰味尽。取压干，以盐、酱，大、小茴香、花、胡椒、干姜、熟油，研拌蕉根，入缸钵中，腌一二日，取出少焙，略敲令软，食之全似肥肉。

牛蒡脯

十月以后取根去皮，用清水略煮，勿烂，硬即再煮，捶令软，下物料如芭蕉脯法，焙干用。

莲房

取嫩，去皮子并蒂，入灰煮，又以清水煮去灰味。同蕉脯法焙干，石压令扁，作片食之。

苦益菜 即胡麻

取嫩叶作羹，大甘脆滑。

松花蕊

采去赤皮，取嫩白者，蜜渍之，略烧令蜜熟，勿太熟，极香脆美。

白芷

采嫩根，蜜渍、糟藏，皆可食。

防风芽

采芽如胭脂色者，如常菜料拌食之。

天门冬芽

川芎芽，水藻芽，牛膝芽，菊花芽，荇菜芽，同上拌料熟食。

水苔

春初采嫩者，淘择令极净，更要去沙石、虫子，以石压干，入盐、油、花椒，切韭芽同拌入瓶，再加醋、姜，食之甚美。又可油炒，加盐、酱亦善。

蒲芦芽

采嫩芽，切断，以汤焯，布裹压干，加料如前作鲊，妙甚。

凤仙花梗

采梗肥大者，去皮，削令干净，早入糟，午间食之。

红花子

采子，淘去浮者，春内捣碎，入汤泡汁，更捣；更煎汁，锅内沸，入醋点住，绢挹之。似肥肉，入素食极精美。

金雀花

春初开，形状金雀，朵朵可摘，用汤焯，作茶供。或以糖霜、油、醋拌之，可作粥菜，甚清。

寒豆芽

用寒豆淘净，将蒲包趁湿包之，春冬置炕旁近火处，夏秋不必。日以水喷之，芽出半寸许，去壳用水洗净。汤煮熟入茶供，芽长者用料、醋拌过可作菜食。

黄豆芽

大黄豆如寒豆法，待其出芽半寸许或寸许，洗净煮熟，加以栗子切丝、橙丝、木耳丝、佛手柑丝拌匀，多着麻油、糖霜，米醋拌匀，置少顷，用以充供，美甚。

酝造类 此皆山人家养生之酒，非甜即药，与常品迥异，豪饮者勿共语也。

桃源酒

白曲二十两，剉如枣核，水一斗，浸之待发。糯米一斗，淘极净，炊作烂饭，摊冷，以四时消息气候，投放曲汁中，搅如稠粥。候发，即更投二斗米饭，尝之或不似酒，勿怪。候发，又二斗米饭，其酒即成矣。如天气稍暖，熟后三五日，瓮头有澄清者，先取饮之，纵令醋酽，亦无伤也。此本武陵桃源中得之，后被《齐民要术》中采掇编录，皆失其妙，此独真本也。今商议以空水浸米尤妙。每造，一斗水煮取一升，澄清汁，浸曲俟发。经一日，炊饭候冷，即出瓮中，以曲麦和，还入瓮中。每投皆如此，其第三第五，皆待酒发后，经一日投之。五投毕，待发定，讫一二日可压，即大半化为酒。如味硬，即每一斗蒸三升糯米，取大麦蘖曲一大匙，白曲末一大分，熟搅和，盛葛布袋中，纳入酒瓮，候甘美，即去其袋。然造酒北方地寒，即如人气投之；南方地暖，即须至冷为佳也。

香雪酒

用糯米一石，先取九斗，淘淋极清，无浑脚为度。以桶量米准。作数，米与水对充，水宜多一斗，以补米脚，浸于缸内。后用一斗米，如前淘淋炊饭，埋米上，草盖覆缸口二十余日。候浮，先沥饭壳，次沥起米，控干炊饭，乘熟，用原浸米水澄去水脚，白曲作小块，二十斤拌匀，米壳蒸熟，放缸底。如天气热，略出火气，打拌匀后，盖缸口一周时，打头耙，打后不用盖。半周时，打第二耙。如天气热，须再打出热气。三耙打绝，仍盖缸口，候熟，如用常法。大抵米要精白，淘淋要清净，耙要打得热气透，则不致败耳。

碧香酒

糯米一斗，淘淋清净，内将九升浸瓮内，一升炊饭，拌白曲末四两，用箬埋所浸米内，候饭浮，捞起。蒸九升米饭，拌白曲末十六两。先将净饭置瓮底，次以浸米饭置瓮内，以原淘米浆水十斤或二十斤，以纸四五重，密封瓮口。春数日，如天寒，一月熟。

腊酒

用糯米二石，水与酵二百斤足秤，白曲四十斤足秤，酸饭二斗，或用米二斗起酵，其味浓而辣。正腊中造煮时，大眼篮二个，轮置酒瓶在汤内，与汤齐滚，取出。

建昌红酒

用好糯米一石，淘净倾缸内，中留一窝，内倾下水一石二斗。另取糯米二斗，煮饭摊冷，作一团放窝内，盖讫。待二十余日，饭浮浆酸，摝去浮饭，沥干浸米。先将米五斗淘净，铺于甑底，将湿米次第上去，米熟，略摊气绝，翻在缸内中盖下。取浸米浆八斗，花椒一两，煎沸出锅，待冷。用白曲三斤捶细，好酵母三碗，饭多少加常酒放酵法，不要厚了。天道极冷，放暖处，用草围一宿，明日早，将饭分作五处，每放小缸中，用红曲一升，白曲半升。取酵亦作五分，每分和前曲饭同拌匀，踏在缸内，将余在熟尽放面上盖定，候二日打抓。如面厚，三五日打一遍；打后，面浮涨足，再打一遍，仍盖下。十一月，二十日熟；十二月，一月熟；正月，二十日熟。余月不宜造。榨取澄清，并入白檀少许，包裹泥定。头糟用熟水随意副入，多二宿，便可榨。

五香烧酒

每料糯米五斗，细曲十五斤，白烧酒三大坛。檀香、木香、乳香、川芎、没药一两五钱，丁香五钱，人参四两，各为末。白糖霜十五斤，胡桃肉二百个，红枣三升去核。先将米蒸熟晾冷，照常下酒法则，要落在瓮口缸内，好封口。待发微热，入糖并烧酒、香料、桃、枣等物在内，将缸口厚封不令出气。每七日开打一次，仍封，至七七日，上榨如常。服一二杯，以腌物压之，有春风和煦之妙。

山芋酒

用山药一斤，酥油三两，莲肉三两，冰片半分，同研如弹。每酒一壶，投药一二丸，热服有益。

葡萄酒

法用葡萄子取汁一斗，用曲四两，搅匀入瓮中，封口，自然成酒，更有异香。又一法：用蜜三斤，水一斗，同煎入瓶内，候温，入曲末二两，白酵二两，湿纸封口，放净处，春秋五日，夏三日，冬七日，自然成酒且佳。行功导引之时，饮一二杯，百脉流畅，气运无滞，助道所当不废。

黄精酒

用黄精四斤，天门冬去心三斤，松针六斤，白术四斤，枸杞五斤，俱生用，纳釜中，以水三石煮之一日，去渣，以清汁浸曲，如家酝法。酒熟取清，任意食之。主除百病，延年，变须发，生齿牙，功妙无量。

白术酒

白术二十五斤，切片，以东流水二石五斗，浸缸中二十日，去滓，倾汁大盆中，夜露天井中五夜，汁变成血，取以浸曲作酒。取清服，除病延年，变发坚齿，面有光泽，久服长年。

地黄酒

用肥大地黄切一大斗，捣碎，糯米五升作饭，曲一大升，三物于盆中揉熟相匀，倾入瓮中，泥封，春夏二十一日，秋冬须二十五日。满日开看，上有一盏绿液，是其精华，先取饮之，余以生布绞汁如饴，收贮。味极甘美，功效同前。

菖蒲酒

取九节菖蒲生捣，绞汁五斗，糯米五斗，炊饭，细曲五斤，相拌令匀，入磁坛，密盖二十一日即开。温服，日三服之。通血脉，滋荣卫，治风痹、骨立、痿黄，医不能治。服一剂，百日后，颜色光彩，足力倍常，耳目聪明，发白变黑，齿落更生，夜有光明，延年益寿，功不尽述。

羊羔酒

糯米一石，如常法浸浆。肥羊肉七斤，曲十四两。杏仁一斤，煮去苦水，又同羊肉多汤煮烂，留汁七斗，拌前米饭，加木香一两同酝，不得犯水。十日可吃，味极甘滑。

天门冬酒

醇酒一斗，用六月六日曲末一升，好糯米五升作饮，天门冬煎五升。米须淘讫晒干，取天门冬汁浸。先将酒浸曲，如常法候熟；炊饭适寒温，用煎汁和饭，令相入投之。春夏七日，勤看勿令热，秋冬十日熟。东坡诗云：天门冬熟新年喜，曲米春香并舍闻是也。

松花酒

三月取松花如鼠尾者，细剉一升，用绢袋盛之。造白酒熟时，投袋于酒中心，井内浸三日，取出漉酒饮之，其味清香甘美。

菊花酒

十月采甘菊花，去蒂，只取花二斤，择净，入醅内搅匀，次早榨，则味香清冽。凡一切有香之花，如桂花、兰花、蔷薇，皆可仿此为之。

五加皮三骰酒

法用五加根茎、牛膝、丹参、枸杞根、金银花、松节、枳壳枝叶，各用一大斗，以水三大石，于大釜中煮取六大斗，去滓澄清水，准几水数浸曲。即用米五大斗炊饭，取生地黄一斗，捣如泥，拌下。二次用米五斗炊饭，取牛蒡子根细切二斗，捣如泥，拌饭下。三次用米二斗炊饭，大蓖麻子一斗，熬捣令细，拌饭下之。候稍冷热，一依常法。酒味好，即去糟饮之；酒冷不发，加以曲末投之；味苦薄，再炊米二斗投之；若饭干不发，取诸药物煎汁热投。候熟去糟，时常饮之，多少常令有酒气。男女可服，亦无所忌。服之去风劳冷气，身中积滞宿疾，令人肥健，行如奔马，功妙更多。

曲类 造酒美恶，全在曲精水洁，故曲为要药。若曲失其妙，酒何取焉，故录曲之妙方于后。

白曲

白面一担，糯米粉一斗，水拌，令干湿调匀，筛子格过，踏成饼子。纸包，挂当风处五十日取下，日晒夜露。每米一斗，下曲十两。

内府秘传曲方

白面一百斤，黄米四斗，绿豆三斗。先将豆磨去壳，将壳簸出，水浸，放置一处听用。次将黄米磨末，入面并豆末和作一处，将收起豆壳浸水，倾入米面豆末内和起。如干，再加浸豆壳水，以可捻成块为准，踏作方曲，以实为佳，以粗桌晒六十日。三伏内作，方好造酒，每石入曲七斤，不可多放。其酒清冽。

莲花曲

莲花三斤，白面一百五十两，绿豆三斗，糯米三斗俱磨为末，川椒八两，如常造踏。

金茎露曲

面十五斤，绿豆三斗，糯米三斗为末，踏。

襄陵曲

面一百五十斤，糯米三斗磨末，蜜五斤，川椒八两。

红白酒药

用草果五个，青皮、官桂、砂仁、良姜、茱萸、光乌各二斤，陈皮、黄柏、香附子、苍术、干姜、甘菊花、杏仁各一斤，姜黄、薄荷各半斤；每药料共称一斤，配糯米粉一斗，辣蓼二斤或五斤，水姜二斤捣汁，和滑石末一斤四两，如常法盦之。上料更加毕茇、丁香、细辛、山柰、益智、丁皮、砂仁各四两。

东阳酒曲

白面一百斤，桃仁三斤，杏仁三斤，草乌一斤，乌头三斤，去皮可减去其半。绿豆五升煮熟。木香四两，官桂八两，辣蓼十斤，水浸七日。沥母藤十斤，苍耳草十斤二桑叶包，同蓼草三味，入锅煎煮绿豆。每石米内，放曲十斤，多则不妙。

蓼曲

用糯米不拘多少，以蓼捣汁，浸一宿，漉出，以面拌匀。少顷，筛出浮面，用厚纸袋盛之，挂通风处。夏月制之，两月后可用。以之造酒，极醇美可佳。

卷之十八

灵秘丹药笺下卷

治痰症方

秘传紫府青津丸

治虚实痰火神方。

用女贞实四两，用芩连水浸一夜，次日蒸晒，如法三遍　白石膏四两，煅过研细；用嫩桑叶四五斤煎汁，取净汁一碗煮干；再用紫苏四两，荆芥一两，煎清汁，再待干听用　知母四两，净，咀片，分四处：人乳、童便、青盐拌润，过一宿；生用一分，俱微火炒　黄柏四两，净，照前四制如法　白芍药一两，用桑皮煎水煮干，听用　贝母二两，姜矾水煮干，听用　杏仁二两，去皮尖，青盐水煮干听用　天门冬二两，去心，切细，微火炒干　麦门冬二两，去心，微火焙干　人参一两，切大片，用好酒拌润一宿，取白酒曲末炒热，下人参，微炒干，听用，去曲　茯神二两，去皮心，人乳拌润一夜，次日火焙干，听用　黄芪一两，切片，蜜水拌润一宿，炒干　糖球肉五钱，去参芪之滞腻　当归一两，酒洗，晒干切片，酒拌润一宿，炒用　陈皮一两，去白，炒用　百合二两，姜汤泡过，焙干听用

上共十六味，各制精微分两，和一处，再焙大燥，为极细末，取梨汁半斤、炼蜜一斤为丸，如桐子大。每服三钱，早晚白滚汤送下。制伏相火，滋养真阴，津润肺腑，上降心火，下生肾水，清热化痰，火降水升，令人无病矣。

论痰治法

经曰：百病皆生于痰。痰之本，水也，原于肾；痰之动，湿也，主于脾。脾主湿，每恶湿，湿生痰，寒又生湿，故古人用二陈汤为治痰通药。其中半夏味辛燥湿，以齐地者良。若不制以为曲，恐其太燥；若制曲无法，亦鲜奏功。凡治痰病，必须制曲，具法于后。齐半夏，即山东所产大个麻点半夏也。

半夏曲法

每用齐半夏，选极大者一斤，水浸二三日，以透心去灰为度。用生姜自然汁一茶盏，同煅白矾四两煎化，将半夏为粗末拌匀，晒干听用。

治风痰，用猪牙皂角半斤，水四碗，煎二碗。

治脾胃湿痰及火痰，用竹沥或荆沥拌。

治老痰、胶痰，诸药不效者，用霞天膏一碗，先拌半夏晒干，后入竹沥为曲。霞天膏方具后幅。

上俱用楮叶纸封，如造酒曲法，置檐风处。

清气涤痰丸

健脾胃，化痰涎，宽胸膈，进饮食。

半夏曲照前法，随症用一斤　牛胆南星十两　橘红　楂肉　栝楼仁去油　枳实　萝卜子炒　茯苓　白术　黄连各八两　香附用青盐二两，水浸，炒　枯黄芩微炒　甘草　真紫苏子各六两　好沉香二两　白芥子三两

上为细末，竹沥为丸，如梧桐子大。每服一钱五分，食远或临睡服。

老痰，加天门冬四两，青礞石二两，硝煅。若阴虚火盛，当滋阴降火为主，兼服前药。

霞天膏方

此倒仓法遗意也。用此制半夏曲，或入丸药中，能令老痰自大便出，且不损元气，不伤脾胃。凡治胶结老痰，非此不效。

黄牯牛肉，用纯黄无病肥泽一二岁者。净腿肉十二斤，切指顶大，用长流水，以大铜锅煮之，旋加沸汤，常令水淹肉五六寸，掠去浮沫。煮肉烂如泥，去渣，将肉汁以细布滤入小铜锅内，用桑柴文武火候，不住手搅，如稀糖，滴水不散，色如琥珀为度。每肉十二斤，可取膏一斤，磁罐盛之，冬月制用。

白玉丹

专治久痰嗽。

天花粉一斤，用清水浸洗，刮去粗皮，切片晒干，磨细末。筛过极细末，将绢袋盛，用清水中洗出浆，出渣，澄清换水，如此五七遍，去苦晒干。取十二两，用河南真绿豆粉，水漂三五次，晒干，取四两。二味共一斤，用苏州薄荷叶一斤，入瓶内，层层间隔，封瓶口，入锅内，隔水煮三炷香为度。取起冷定，开瓶筛去叶，留粉听配。　白檀香　白石英　白硼砂各五钱　白豆蔻　玄明粉各一两　白石膏二两，煅　柿霜三两　白糖霜八两

共为细末，和前粉一处入瓶，每次取二匙噙化。消止痰咳，开胃，滋阴降火，醒酒，清心明目，解渴，大有神效。

法制清金丹

治痰火咳嗽，生津止渴，消食顺气，调中。

用广陈皮，拣红者，净米泔水洗，略去白，剉大片晒干，一斤。先用枳壳四两，去瓤净，用水六碗，浸一宿，煎浓汁二碗，拌橘皮，浸透一夜，次日蒸透晒干。

二次，用甘草三两，去皮，照前煎汤，浸蒸晒干。

三次，用款冬花，去芦梗净，四两，用水照前煎浸蒸晒。

四次，用桔梗，去芦净，四两，用水照上浸一夜，浓煎汁二碗，去渣。加白硼砂、玄明粉、青盐各四钱，入汁化开，照前拌酒，浸一夜，蒸透晒干。

五次，用竹沥浸拌，照前蒸晒。

六次，用梨汁浸拌，照前蒸晒。

七次，用姜汁、萝卜汁浸拌，照前蒸晒。

加沉香三钱　檀香三钱　山楂米一两　百药煎一两　细茶一两　乌梅肉一两　白硼砂五钱　五味五钱　人参一两　天花粉一两　薄荷叶一两　半夏一两，姜汁炒

共为细末，加白糖霜十两，炼熟蜜十两和匀，入臼捣千杵，印成饼。临卧，或有痰火涎嗽时含咽。大能降火清气，化痰止嗽，消食宽中。

造百药煎法

五倍子，不俱多少，敲如豆瓣大，拣净，用白酒糟拌匀，置暖处候发过，不涩、味酸为度，晒干，研末听用。

神化丹

马兜铃　水芹菜　旋覆花　酱瓣菜各半斤，俱生活用　薄荷八两　五倍子五两

上将六味捣末成饼，安七日，白毛出了。又采生的四样，捣烂绞汁，拌前饼子，又捣千余下，如此四十九次。方用半分入舌上，闭口噙化，神效。

太极霜

用黑铅打作二三分厚片，成圆球盒子两半个，焊作一球。用童男童女尿浸一百日，久浸不妨。用时将球切开，铅球内白霜刮下，每服二三分，其痰立下。如试以霜加吐出痰上，痰化成水为验。

治痰快气消膈食神方

用山东半夏一斤，洗　南星一斤，去皮　生姜一斤　皂角一斤，切碎　白矾一斤

五味用水煮至南星心内无白点为度，去皂角不用；将姜切碎，同南星、半夏晒干，或用火焙，每味净一斤，配后药。

青皮_{去瓤}　陈皮_{去白}　萝卜子_{炒，另研}　苏子_炒　神曲_炒　香附子_{姜汁煮，去毛}　麦芽_炒　干葛　杏仁_{去皮尖，另研}　山楂_{以上各半斤}

上与前药三味三斤，一处研为细末，以生姜自然汁浸，蒸饼为丸，如桐子大。每服五六十丸，临睡茶酒服。

顽痰不化方

用石青一两，石绿半两，俱研绝细末，水飞，二物以饼糊为丸。每服十丸，温汤下，吐痰一二碗不妨。

九炼玄明粉法

将玄明粉炼出，再加梨汁煮一次，童男童女便煮一次，甘草煮一次，海粉煮一次，藕汁煮一次，生半夏捣汁煮一次，连前一次，共九炼也。消痰神药。

神水方

用出山铅打片十斤，作二十片，如法悬缸上，下锅，用好酒好醋各十斤，熏蒸取气水。服一二匙，治痰神妙。

取水法：

用上下一缸合封，上缸吊铅片，下缸贮酒醋，用柴火煨十二炷香，中用一磁盘架托铅片，收铅上滴水用之是法。

痰中欲绝吹鼻散

用大茶子一颗，糯米七粒，共为细末。以些少吹入鼻中，吐出稠痰数碗，病者即醒。

眼目症方

女贞膏

用点远近烂眩、风翳、瘴眼，绝妙。

黄连　黄芩　黄柏　黄芪　连翘　薄荷　山栀　山豆根_{各三两}

用冬青叶一篮，清水洗净。

菊花　千里光花　密蒙花

用常流水，同前药一处煎浓汁，去渣再熬，下白蜜少许，成膏听配。

炉甘石_{三黄煅过，为细末，以水飞五七次，净末一两}　大朱砂　熊胆　血竭_{各五厘}　乳香　没药_{各一分}　珍珠　琥珀　牛黄　冰片　麝_{各一分}　硼砂_{三分}　石蟹_{一钱，蜜煅}　胡黄连_{一钱五分}　白丁香_{一分}

共为细末，投入膏内搅匀，入罐塞口。每用银簪脚挑药些少，点眼两眦，一日三次，神效。

《千金》秘授保睛丸

治远年近日风眼羞明，白花生翳，疼痛，黑花，蟹睛珠破，胬肉攀睛，赤肿，倒睫拳毛，眩烂痒涩，打伤，小儿痘疹入眼，迎风冷热泪下，瘀血血贯，七十二症，无不治之。能补肾治肝，去风散血，顺气除昏，升降水火，祛内外瘴。

羚羊角二两五钱　乌犀二两　白珠二两　鹿茸二两，酒浸，焙　海蛤二两，煅　人参三两　天竺黄二两五钱　陈皮三两　菖蒲三两　茯苓四两，去筋　当归三两　琥珀二两　云母石一两六钱　石膏二两　秦皮二两　芍药四两，浸酒一宿　沉香一两　扁豆四两　苍术三两，酒浸，曲炒　细茶四两　菊花三两　天门冬二两五钱，去心　生地八两　川芎三两　麦门冬五两，去心　地肤子二两　石斛三两　巴戟三两，去心，酒炒　熟地八两　井泉石二两　柴胡二两五钱　车前子二两　菟丝子三两　肉苁蓉三两，酒浸，洗　龙胆草二两　木香二两半　细辛二两五钱　草决明二两　薏苡仁五钱　庵䕡子二两五钱　五味子三两　黄连三两　远志二两五钱，去心　苍耳子三两　防风二两　黄芪二两五钱　泽泻二两　玄参二两　白蒺藜二两，去刺，炒　牛蒡子二两　砂仁二两　木通二两五钱，炒　香附子二两　连翘三两　仙灵脾一两五钱　谷精草三两　旋覆花二两　知母二两五钱　威灵仙二两　桔梗三两　黄芩三两，酒炒　山茱萸六两　枳实二两　麻黄一两五钱　酸枣仁五钱　牡荆三两　款冬花二两五钱，炒　秦椒二两　诃子二两　木贼二两，酒浸，炒　蒲黄一两五钱　山药八两　侧柏叶二两五钱，焙　枸杞六两，酒焙　密蒙花六两　夏枯草二两五钱，炒　蔓荆子二两，炒　葶苈子二两，炒　石决明四两，煅　蕤仁二两，去油　青葙子一两五钱　黄柏八两，盐、酒炒　牛膝二两，酒浸　甘草二两五钱，炒　百部二两五钱，去蒂，炒　山冬青子二两　豆蔻一两五钱

上为末，炼蜜为丸，每丸一钱五分，外用辰砂为衣。药计共八十八味。

去瘴翳，米泔水温服。睛暗青盲，当归汤下。气瘴赤肿，木香汤下。血虚昏暗已下七十二症，俱薄荷汤下。小儿痘子入眼，谷精草汤下。

明目补养四神丸

用甘州枸杞四斤，分为四分，好酒洗净。一斤用川椒四两同炒，去椒不用。一斤生芝麻四两同炒，芝麻不用。一斤小茴香四两同炒，茴香不用。一斤好薄荷四两同炒，薄荷不用。

炒过放地上出火气，加生地黄、熟地黄、白茯苓、白术、菊花各四两，炼蜜为丸，如桐子大。每服五六十丸，无灰酒或盐汤俱可下。

秘传煎药加减妙方

用当归　川芎　柴胡　枳壳　羌活　独活　前胡　桔梗　黄连　甘草　甘菊　薄荷

水二碗煎服，加灯心三十根。外有加减法附。

有泪多，加独活、薄荷。内痒，加防风、荆芥。血贯，加青葙子、草决明。有翳，加木贼、蝉蜕、石决明火煅、白蒺藜。春间发，加龙胆草、生地黄。眼痛、头疼，加黄芩酒炒、蔓荆子。胃火，加石膏。

神妙膏

用甘草　羌活　细辛　黄连　贝母　菊花　当归　枳壳　大黄　白芷　生地　防风　荆芥　木贼　黄芩　川芎　苍术　猪苓　泽泻　白术　薄荷　桔梗　石斛　赤芍药　蔓荆子　草决明　牛蒡子　青葙子　菟丝子　车前子　夏枯草　地骨皮

将羊肝、炉甘石四两，用一袋盛了，用前三十二味药，入水煮三昼夜。次取起去药，将石入乳汁浸之，又用磁器上盖一碗，打火半炷香；恐亦不必。止用石细研如面。

点火眼

炼就炉甘石一两，入熊胆三分，冰片二分，朱砂三分，点之。

点云翳眼

炼就炉甘石一两，入硼砂一钱，胆矾五分，海螵蛸一分，槟榔一分，鹰粪二分，同研点之。

点攀睛胬肉

炼就炉甘石一两，加硼砂二钱，胆矾五分，海螵蛸二分，真珠二分，琥珀二分，麻雀粪二分，冰片一分，辰砂二分，槟榔二分，点之。

洗眼方

一以桑灰调热汤，澄清洗之。

一方：立冬日，采桑叶一百二十片，每遇后开日期，用桑叶煎汤不常洗之。如闰月之年，先年多采十片，照前月日期洗之。洗眼之日，须忌荤酒、斋戒，神妙。

正月初五日　二月初一日　三月初五日　四月初八日　五月初五日　六月初七日　七月初八日　八月初八日　九月三十日　十月初十日　十一月初十日十二月初一日

魏斗蓬点眼方　扫霞散

用炉甘石一两，销银罐打火，以童便淬七次，烧七次，以罐盛，埋入土，出火毒九日。　石燕子三钱，以醋淬七次，同上埋法　硇砂一钱，乳汁制　硼砂三钱　飞丹五钱　黄连三钱　乳香三钱　没药三钱　熊胆二钱　冰片六分　麝香六分　石蟹二钱　珍珠三钱　珊瑚三钱　血竭二钱　归须三钱五分　轻粉二钱五分　白丁香二钱

共十八味。如要去翳，加磁砂五分、海螵蛸五分。

吹鼻六圣散

川芎　雄黄　石膏　乳香　没药各一钱　盆硝五钱

共为细末，更治赤眼，冷泪，头风，耳中疼痒，鼻塞声重，牙疼。口先含水，用管吹药一二分入鼻，吐水，半晌即愈。

风症方

青金锭

治男女中风、痰厥，牙关紧急，不得口开，难以进药，并双鹅喉闭，不能言者。小儿惊风，痰迷不省。将此药一锭，取井花凉水磨化，用绵纸醮药汁滴入鼻孔，进喉内。痰响，取出风痰，一刻得生。见效如神，百发百中。

延胡索三钱　麝香一分　青黛六厘　牙皂十四枚，火煨

共研极细末，清水调，做锭，重五分，阴干听用。

金弹子

治诸风，左瘫右痪，手足顽麻，半身不遂，口眼㖞斜，寒湿筋骨疼痛，偏坠疝气等症。

天麻　升麻　草乌　防风　荆芥　石斛　细辛　半夏　白芷　羌活　甘草　秦艽　川芎　苍术　僵蚕　蝉蜕　全蝎　蜂房　乌药　当归　风藤　乳香　没药　朱砂　雄黄　金银花　两头尖　何首乌　石菖蒲各五钱　木香三钱　麝香一钱

共为细末听用。麻黄去节二斤，紫背浮萍八两，共用水煎浓，去渣，再熬膏和匀为丸，圆眼大，金箔为衣。每服一丸，葱姜煎酒送下。

神秘浸酒方

治左瘫右痪，半身不遂，口眼㖞斜，一切诸风疼痛不可忍者，治之如神。

何首乌一两　石菖蒲一两　生地黄七钱　明天麻七钱　白附子五钱　白茯苓五钱　苍耳子一两，炒，研细　五灵脂五钱，炒　牛膝七钱　天南星七钱，姜汁炒　二蚕砂五钱，炒　当归七钱　苍术五钱，米泔浸，炒　半夏七钱，姜汁炒　红花五钱

光草乌末五分　陈皮五钱，去白　防风五钱　汉防己五钱　芍药五钱　甘草三钱
黄柏五钱　木瓜七钱　川芎五钱　桑树上络藤一两

上咬咀，以布袋盛，悬入坛内，无灰好酒一斗，瓶口封固，重汤水煮五炷香。不拘时服，饮醉为妙。

金刀如圣散

治男妇诸风瘫痪，半身不遂，口眼㖞斜，腰膝痛，手足麻顽，言涩步艰；遍身疮癣疥癞，上攻头目，耳内蝉鸣，痰涎，肤痒，偏正头风，不问新旧；及破伤风脚跟反张，蛇犬咬伤，金疮，湿疮，并宜服之。

石斛一两　川乌　草乌　苍术各四两　甘草三两　人参五钱　荆芥　何首乌
川芎　白芷　细辛　当归　防风　麻黄　全蝎　天麻　藁本各五钱　两头尖二钱

上为细末，每服五分或一钱，临睡酒调服，不可多饮酒。忌一切发风热物。觉身麻痒，是药之效也。

追风逐湿遇仙膏

治风湿骨节疼痛，或痰核肿痛，皮肤麻木燥痒，一切风疾等症，神效。

豨莶草　海风藤　大半夏　蓖麻子　麻黄　川乌　草乌　南星　羌活　桂枝各四两　独活　细辛　玄参　当归　荆芥　金银花各二两

以上用真香油七斤，葱汁、生姜汁各二碗半，共酒浸前药一宿，用铜锅文武火熬煎，药色不易黑，必待滴油色黑，去渣。每药油一斤，下飞过好丹九两，候成膏，再加白水煮过松香一斤，黄蜡一斤，化搅匀。气温，方入：

没药　乳香　木香　轻粉　胡椒各四两　白芥子一斤

五味研为细末，入膏内。如牙疼，不用轻粉。每膏一斤，入蟾酥五钱，厚纸、缎绢摊贴，肉痒出冷汗方去。

活络丹

治风湿诸痹，肩、臂、腰、膝、筋骨疼痛，口眼㖞斜，半身不遂，行步艰难，筋脉拘挛，一切风疾。能清心明目，宽膈，宣通气血。年过四十，当预服十数丸，至老不生风疾。年过六十者，不宜服之。

白花蛇二两，酒浸，焙　乌稍蛇五钱，酒浸，焙　细辛二两　全蝎十枚，去尾尖
麻黄二两，去节　川芎二两　血竭七钱五分，研细　两头尖二两，酒洗　没药一两
防风二两五钱　地龙五钱，去土　丁香五钱　赤芍药一两　葛根一两五钱　犀角五钱
朱砂一两，研细　白僵蚕一两，炒　玄参一两　草豆蔻二两　牛黄二钱五分，另　官
桂二两　虎胫骨一两，酥炙　威灵仙一两五钱　藿香二两　黑附子一两，去皮，炮

川羌活二两　白芷二两　败龟板一两，酥炙　当归一两五钱　熟地二两　何首乌二两　安息香一两　青皮一两　天竺黄一两　麝香五钱，另　人参一两　冰片一钱五分，另　乳香一两，另　天麻二两　甘草二两，炙　骨碎补一两　黄连一两　白豆仁一两　乌药一两　香附一两　茯苓一两　黄芩二两　松香五钱　白术一两　大黄一两　木香一两　沉香一两

上为细末，炼蜜为丸，如弹大，金箔为衣。每服一丸，茶酒服之。病在上，食后服；病在下，食前服。以四物汤服之尤妙。

定风丸

治半身不遂，日夜疼痛不绝声者。

川乌、附子、草乌俱生姜煮过，用一两五钱、川椒一两

共为细末，酒糊为丸，绿豆大。每服九丸，不可多服，日进三次，空心酒吃。

骊龙珠

治风中百症。

白花蛇五钱，酥油炙　番木鳖一个，酥炙　半夏一钱五分　虎胫骨一两，酥炙　麻黄三钱，去节　乳香三钱　寒水石四两，盐泥固，火煅红　孩儿茶一钱五分　没药三钱

酒糊为丸，弹子大，放铅盒内，起白毛取出，揩毛。遇患，将一丸灯上烧烟起，为末，好酒送下。大汗如雨，不可见风，汗干即愈。

妙应膏

用肉桂　军姜　川乌　草乌　羌活　独活　南星　当归　白芷　赤芍药　白附子　紫荆皮　石菖蒲各一两

以上十四味，用水二十碗，煎至十碗，留起渣再煎，用水十碗，至三碗，去渣，将汁共熬成膏。次将透明松香二斤，捣碎筛过，再用姜汁、葱汁、蒜汁、米醋、好酒各一碗，将松香搅入锅内，成丝后，下药汁膏，慢火熬如琥珀样。又将油二斤，另熬土木鳖、蓖麻子、巴豆净肉各三两，煎至黑色；待冷，将渣研碎，入油内再煎，滴水成珠，下飞丹八两，将熬松香膏倾入搅匀，煎至黑色即起；少温，下乳没各四两，牙皂末三两，片脑二钱，磁器内收贮，水浸去毒。贴疮摊膏时，加阿魏、麝香少许，余不用。

胜金丹

用朱砂三两，研　雌黄一两五钱　硫黄五钱

二黄研如泥，用桑柴灰淋汁于锅中，投二黄化溶，入朱末同熬化，搅匀。

再入灰汁，旋添旋煮三日三夜，药在锅内有泣声。刮起，取药入铁鼎内，以文武火逼干阴气，方加鼎楔，盐泥固济如法。用炭火三十斤，煅至火剩三四斤即止。待冷开看，药成一片在底。凿取如白银，研如粉。用甘草、余甘子二味，同药砂锅内煮一日，出火毒，取起，研，用米饭为丸，如绿豆大。每日空心冷椒汤服三丸至五丸止，治一切风疾，半身不遂，口不收敛，身转不得。服五钱即愈，忌羊血。

寒症方 此为概方，若感寒求汗，用之；否，不可执。

通真救苦丹

专治伤寒表里、内外、虚实、反变发汗妙方。

当归　赤芍药各二两　甘草　麻黄各四两，去节

春夏加石膏五钱，煅；秋冬加官桂五钱。

共为极细末，用热酒浸三日，用细绢袋滤去渣，再二三遍滤为度，阴干听配。朱砂、雄黄各五钱，用水飞过二三次，共和匀，醋糊为丸，芡实大。急用一丸，加雄黄末五分，凉水送下。看燃香有一寸余，出汗为度。

如喉干，霍乱症，服一丸，神效。如毒蛇虫所伤，服一丸；再将一丸为末，涂伤处。

避瘟疫冷饮子 出《道藏经》

用茴香三分，夏用根，冬用子　远志三分，去心　附子两颗，炮　桑螵蛸二十枚，炙　泽泻二分　萆薢三分　苁蓉三分

共罗为末，分作二贴。大羊肾一具，去脂膜，用水一碗半煎，露一宿，空心冷服。每季吃四贴。能辟瘟疫、时灾，兼补下元。

合掌膏

治急症伤寒，不省人事者。不消服药。

川乌　草乌　斑蝥　巴豆　细辛　胡椒　明矾　干姜　麻黄

各等份，共为细末。每一次用三钱，好醋一匙，打糊为丸，核桃大。安在患人手心，两手合扎紧，夹在腿裆内，以被盖暖，出汗为度。如醒，去药，就用黄泥水洗手。

痨症方

御沟金水方

治男女烧骨痨，干血痨，童子痨，昼夜不退热，至紧不肯服药者。此水不

比寻常，真有斩将夺旗之功。

用黄箧笋八个，要二尺高。取山上无垢净泥黄土，装八个笋内，磁钵八个盛住。取童便七桶，倾入七笋土内淋下，上以井花水催下，共倾在一笋土内。如淋少，再用清水催前七笋淋下水，又加上一笋内，待他一夜，净淋下水三五碗，以磁瓶盛住，外以井水养之。但遇此症，待口中作渴，要茶汤吃之时，将此水半杯服之即安，至重不消三次即愈。

龙香犀角丸

治吐血痨症。

熟地黄一两，酒浸，捣极细　生地黄一两，酒浸　山药一两　天门冬一两，去心　麦门冬一两，去心　犀角一两　真京墨一两，煅，存性　牡丹皮一两　五味子一两　鳖甲一两，酒制　胡黄连一两

上各细末，炼蜜为丸，如桐子大，每服七十丸，空心白滚汤送下。

止嗽琼珠膏

用粟壳三两，去盖、筋、瓤　桑皮七钱　贝母八钱　五味五钱　玄参七钱　薄荷五钱　陈皮六钱　桔梗六钱　甘草四钱

上为极细末，炼蜜为丸，如弹子大，每服一丸，临睡白滚汤下。

乳升丹

治女人虚痨。

香附一斤，童便浸，炒黄色　当归一两五钱，酒洗　红花一两　川芎一两五钱，酒洗　三棱一两，醋炒　生地二两　白芍药一两五钱　牡丹皮二两　蕲艾四两　草豆仁一两，麸皮炒　延胡索一两五钱　枳壳二两　青皮一两，麸皮炒　山楂肉四两，炒　乌药二两，炒　紫苏子一两五钱　萝卜子二两，炒　蓬术一两，醋炒　熟地二两，酒二碗熬膏　砂仁一两五钱，炒

共为细末，醋糊为丸，每服二钱，艾醋汤不拘时服。

蒸脐秘妙方

治五劳七伤，诸虚百损，万病脱除。

麝香五钱　丁香三钱　青盐四钱　乳香三钱　木香三钱　雄黄三钱　五灵脂五钱　小茴香四钱　没药　虎骨　蛇骨　龙骨　朱砂各五钱　人参　大附子　胡椒各七钱　白附子五钱　夜明砂五钱，透肺，补不足

上药十八味，为末听用。次要蕲艾作灸壮。槐皮一片，如大钱，盖药面，

取其不走药味。每用，看人脐孔深浅，先将麝香填一二厘入脐中，次将药填实，上用荞麦面和匀作箍，照脐眼少大圈转，按实在脐四围，再将药填其中，令满着实。次用银簪脚，插脐中药上数孔，次盖槐皮；皮上以艾壮灸烧，至一百二十壮为止，浑身热汗，百病皆散矣。如汗不出，再灸。灸后保养月余，不见风寒、油腻、生冷一月。一年四次蒸脐，百病消除，久嗽久喘，吐血寒劳，遗精白浊，阳事不起，下元冷弱，痰火等疾。妇人赤白带下，久无子嗣，俱可灸，只不用麝香为妙。此仙方也。

噎膈症方

鹳肝丹

治翻胃膈食。

每用老鹳鸟一只，用肝、脏二件即肚中肝与胃也，切作薄片，新瓦上焙燥，不可焦了；为末，将老黄米煮粥，和丸如桐子大，每服七丸。不效，加十四丸至廿一丸；不效者，胃绝矣，不必再医。

回生散

治膈食隔气神方。

急性子一两　同硇砂三分　水二钟，煮干听用。

朱砂五钱　雄黄五钱　硼砂三钱　沉香三钱　木香五钱　丁香三钱　麝香一钱

上各为极细末，每服三分，火酒送下，立效。

虎肚散

厚朴姜炒三遍　陈皮各二两　茯苓　甘草炙　人参各一两　苍术米泔水浸炒，换姜汁炒，四两，净　虎肚

肚灰与药对配。炙虎肚有法：用新瓦两片合肚，固定两头，火不可猛，逼如银色，不可焦了，入药。

再生丹

治翻胃吐食、膈气、痰火，如神。

急性子五钱　知母五钱　硼砂五钱　枯矾三钱　五灵脂三钱　雄黄二钱　木香三钱　硇砂三分　郁金二钱五分　青盐二钱　麝香一钱　古石灰五钱，炒黄色

取十二月初八日，或十二月内，可收黄牛胆一斤，前药共为细末，将胆汁拌成不干不湿，如鼠粪样，装入胆内阴干听用。如患者，不拘男女，每服一分二厘止，烧酒送下；若遇痰火，蜜水调服。

泻痢症方

闸板丹

用巴豆二十四颗，去尽油　杏仁二十四粒，去皮尖　乳香三钱　没药三钱

先用飞丹水飞净六两，好黄蜡二两，熔化入各药为丸，如黄豆大，每服一丸。红痢，甘草汤下；白痢，姜汤下；水泻，米汤下。

治赤白痢仙方

五月五日，取黄鳝数斤，将烧酒洗湿，穿尾吊起，晒干后取。黄麻头、莲房壳二物晒干，为末听用。每用鳝末一钱，麻末五分对配，大人吃一钱，小者七八分，酒下。

治噤口痢三方

用山药　薏苡仁　石莲子

上三味为末，白汤调三五服，即思食愈。

又方

加莲肉亦可。

又一方 人虚用此方

人参三钱　黄连三钱　莲肉三钱

共为末，煎服。

痔漏症方

八仙聚会丹

八方：

一熏洗方

用五味　朴硝　枳壳　白芷　水杨柳根　陈皮　细辛　黄柏　黄连各五钱

上用水七碗，煎至六碗，盛坛内，以痔坐坛口，着实熏之。待汤温，洗患处。后吃二方。

二败毒散

用当归　芍药　川芎　甘草　木鳖子　山栀　连翘　熟地　防风　金银花　荆芥　陈皮　枳壳　全蝎　穿山甲　僵蚕　蝉蜕　皂角子各一钱　朴硝　蜈蚣一条，去头脚　大黄各三钱

水二钟，煎一钟，空心服，少下泻粪则效。

三搽药

用白矾一两　蟢儿白衣十六个

上二味，共飞过为细末搽之。飞过，煅成枯矾，螓衣成炭。

四油药

用酥合油五分　熊胆五分

头生鸡子三个，用清煎成油，三味匀和敷之。

五药水

用片脑一分　朴硝五分　熊胆三分　橄榄核烧成炭，五钱　蜗牛螺肉十余个

上捣烂，同前药入磁罐内，以水浇上满罐，浸一宿，取去水，以药敷痔。五方同用，无不断根者，至妙！至妙！

六治外痔方

用乡村食百草鹅，杀取胆汁，调孩儿茶，敷一二次即愈。

七治血痔方

用皂荚同本身头发烧烟于坛内，坐上熏之，再用花椒、葱叶煎汤洗之即效。

八治外痔方

若肛门外有痔碍者，用刘寄奴，一名九里光，取自然汁，煎如蜜为度。入：孩儿茶　苦参各一钱　轻粉三分　血竭五分　没药五分

六味作末，和前膏内，一日三次搽之，止痛立消，大有神效。

治漏四奇方

用莲花蕊　当归　五倍子各一两　乳香　没药各一钱五分　黑牵牛　白牵牛各一两　土朱名板儿朱，二钱

共为末，重者五钱，轻者三钱。五鼓时，用肉汁汤调服，再吃好酒一盅，打下虫来或烂肉出来方验。再吃煎药：

枳壳二钱　黄芪　当归　川芎　生地各一钱　条黄芩　槐角　黄连　升麻各六七分

水煎，食远服。

其二坐收功药

用皮硝一斤　明矾八两　龙骨一两　土朱五钱　樟脑五钱　乳香一两　没药一两　血竭五钱　海螵蛸一两

以绢袋盛装，将臀坐袋上，三炷香即好。

其三丸药

用莲花蕊一钱　龟甲一钱　珠子五分　犀角三钱　羚羊角二钱　麝香三分　重者加牛黄二钱

好酒糊丸，好酒吞下三十丸，忌房事。

其四_{熏药}

用蝉蜕　姜黄　升麻　蜂房　象牙末_{各一两}　木香　乳香　没药　血竭　胡黄连_{各五钱}　皮硝　地骨皮　梧桐皮_{各三钱}

已上煎汤熏洗。

仙螺膏

治痔漏脏毒，成三五孔出水方。

用广胶_{一两}，入干葛一钱，炒成黄珠，为末，空心热酒服二钱，止血。如有脓，用管仲_{一两}，火酒浸炒，为末，茯神_{一两}，为末。

上为末，空心热酒服二钱。有孔，用蝉蜕、白芷捣烂，将孔塞满；再用大田螺一个，入片脑一分，即化为水，用鹅毛搽疮口即收。再用搽药。

搽药方

用珠子_{一分}，入豆腐内，纸包，火煅为末　冰片_{五厘}　象牙末_{五分}　血竭_{五分}乳香_{五分}　没药_{五分}　海螵蛸_{去壳，五分}　龙骨_{火煅，尿浸，五分}　轻粉_{三分}　定粉_{火煅黄，五分}

共为末，干搽立效。

少阳丸

治痔漏。

用童子血余灰_{即发烧灰}　新鹿角灰　败龟板灰_{各二两}　蝉蜕_{酒洗净，一两}　乳香　没药_{各五钱}

共为细末。黄蜡二两五钱，白蜡五钱，二味匀，溶和为丸，绿豆大，每服三十丸，酒下。

痈疽疖毒症方

化毒消肿方

治诸恶疮，发背，疔肿等症。

明乳香_{三钱}　椿根白皮_{五钱}　芝麻_{一钱}

上为末，水二盅，煎三五滚，热服被拥，汗出即解。

牙消散

用狗大牙炒焦黑，研为末。先将葱煎汤洗疮，用炒牙末掺上。能治发背如神，真秘方也。

千金内托里散

用当归　连翘各一钱五分　赤芍药　白芷　川芎　羌活　黄连各一钱　甘草五分　皂角用刺　桔梗　穿山甲火煅,各一钱　人参　官桂各七分

太医欲去后二味,即无效矣。水二盅,加酒一碗煎。分上下服之。

飞龙夺命丹

用蟾酥二钱,酒化　血竭一钱　乳香二钱　没药二钱　雄黄三钱　轻粉五分　胆矾一钱　麝香五分　铜绿二钱　寒水石一钱　朱砂一钱,为衣　冰片三分,有无俱可　蜗牛二十一个　天龙一条,即蜈蚣,去头足。金黄头,黄肚黑背,肥壮为雄者用。其细者,红头白肚为雌,不用

上为末,将蜗牛研为丸,如绿豆大。蜗牛少,不够和药,以酒打糊为丸。每服二丸。将葱白口内嚼烂,吐手心内,包药二丸,用热老酒吞下,以衣被盖暖,睡一二个时辰,再吃热酒尽醉,药力发,热汗出,即愈。如未好时,可再服二丸。

箍药方

用黄狗下颌一副烧灰存性,二两　蚕豆末一两　白蔹一两

上三味,合为末,以米醋调匀,涂疮留顶。初发者消,已发者黄水流尽即愈。其愈后仍须服中流一壶方,庶免后患,方亦秘传,神验也。

又方

用川乌　黄柏

等份为末,猪胆调,围四周,止留中一空出气。

又方

用当归　黄柏　羌活

等份为细末。疮初起,将鹭鸶藤擂汁,调敷疮之四围,自然收小,出毒水。不可掩了疮头,恐毒气不出为害也。

活命饮至妙之药,病起当急饮之,即可解也,屡验

治一切痈疽,发背肿毒诸恶疮,初起一服即散;已成疮,即有顶,成脓易溃,其效不可具述。

穿山甲同蛤粉炒黄色　甘草节　真没药　防风　赤芍药　香白芷各六分　天花粉　贝母　皂角刺各八分　当归尾　乳香各一钱　陈橘皮　金银花须四年陈者,各三钱

以上药共作一剂,用无灰好酒三茶钟,入瓦罐内煎四五滚,取出渣,滤去

滓。温服药汤，以尽为度。疮在腰上，食后服；疮在腰下，空心服。能饮酒者，服药酒后，再饮三两杯无药的清酒尤妙，最行药势。

忍冬丸

忍冬，即金银花，一名老翁须，一名左转藤。开时摘取花数斤，晒干听用。临时将晒干花一斤，同粉草二两，共为细末，无灰酒打面糊为丸，酒下八十丸。不拘时服，每日服三次。

如闲常无事，摘取金银花四斤，趁湿水洗净，入石臼中杵烂，置大瓦罐内，入井花水三碗，无灰酒三碗调稀，煎十余沸，药性出，取下。生布滤去渣，汁入罐再煎成膏，滴水不散。又将一斤焙干，同粉草二两，共为细末。取膏掺入末内，以酒打面糊，和入石臼中，杵一二百下，丸如绿豆大。食远，酒下八九十丸。此药得酒良，不饮酒者，百沸汤下。

凡人将发痈疽毒，半年前或一年前，必常常自觉口干，或作渴，思饮茶并水，或食已即饥，名为中消。倘有此症，后发背必难治疗，急须每日服忍冬丸不次。如是加念久服，可免发背；纵不免，必可治疗。

凡人未发背时不作渴，正发背时亦不甚渴，及发背得痊后，慎勿自谓无恙，仍须服忍冬丸，每日夜各一次。服至百日后，觉自身饥饱如常，津液不竭，方止。

七厘散

治五痈。

雄黄一钱　白滑石三钱，共为细末听用　巴豆三钱，去油　杏仁三钱，去皮、尖、油。二味捶千下，听用　真轻粉一钱二分

研细末，用人乳和为一丸，外用面皮包，入锅内，用甘草水蒸半炷香，面熟取出。去面，就热和前四味捶为丸，卜子大。每服七厘或一分，空心姜汤送下，二服即愈。

治对口神方

用天茄叶带茎子采来，同生姜三片捣烂按疮上，早晚一换，三日即愈。天茄即白牵牛也，其子无包，先青后黑。

麦饭石围散

白色麦饭石二两　此石如饭团块子，出湖广并各名山中。用一斤，盛铁器中，入大火煅红取出，陈米醋淬，共十次。

白蔹一两，去皮洗净　鹿角灰四两

用新带顶骨角，截断，水浸三日，每日换水，炭火煅红，急取出，以物盖罨，成炭为末。

共捣为末，用陈米醋入砂锅内调匀如稠酱，不可太稀。用文武火熬，以槐枝不住手搅，候药起鱼眼泡，勿令尘污入，磁瓶收好，入井水顿三五日，以出火气。每用，将猪蹄汤洗净疮处，以抿脚挑膏涂搽患处，止留一头，以出毒气。此膏涂之，不惟痛痒皆除，更生一番快乐。但令腐肉落尽，脓水并黑子嵌疮内者，一一脱尽，不留一点，是疮少瘥候，方以神异膏贴之。敛口太早，恐生余毒要发，切宜慎之。

神异膏方

用玄参五钱，不见铁　绵黄芪三两　杏仁一两，去尖　全蛇蜕五钱，盐水洗，焙　男子乱发洗净焙干，五钱　黄丹一两　大蜂窠眼多者佳，净剉，一两

用真芝麻油一斤，同男子乱发入锅中，慢火熬至发枯成油，方入杏仁；候色黑，滤去渣，换一铜锅，倾油入内，方置玄参、黄芪，慢火熬一时，取起放地上；待火气少缓，旋入蜂房、蛇蜕，将槐枝不住手搅，再小火熬至紫黄色，去渣；待冷，又入黄丹，又放火上，以微火熬，不住手搅千余下；候药油色变，滴水成珠，方好取起，倾入水中三日，退火气，入磁瓶收贮。此膏火候要紧，火大不惟坏药，恐伤人眼目，至紧！至紧！

爬口蜈蚣方

土中大虾蟆一个，剥全身癞皮，盖贴疮口；于蟆皮上，用针将皮刺数孔，以出毒气。痈疮得此，自觉安静恬愉，且能爬住疮口，不令长大，又可免蜈蚣闻香来侵之患矣，神妙！神妙！

乌须发方

乌须内补人仁丸

人参五钱　砂仁　沉香　木香　槐角子　生地酒洗　桑椹　熟地各五钱　山药去皮　茯苓　川椒去目　枸杞　旱莲草　大茴香酒洗　甘草　苍术各一两，米泔水浸三日，去皮，盐炒用　何首乌四两，用黑豆拌蒸七次，取起首乌，先以竹刀切碎，去头用，勿见铁器

上为末，炼蜜为丸，如桐子大，盐酒下，忌食萝卜。服此药者，不惟须发皆乌，其固元保真之妙，不可尽述。

猿猴上树方

取黑牯牛胆一个，入槐子一两，焙　五倍子炒焦去烟，一两　石榴皮五钱，焙　白矾一钱

共为细末装胆内，扎口吊起，阴干十四日。先将铅打一罐，将胆内药物尽倾入罐，去胆皮；再加核桃油一小盏，桑霜三钱，麝香一分，搅入胆药内封罐，重汤煮一炷香取起。须白，用肥皂汤洗洁，以猪脬或鸡食袋油纸包，手指蘸药捻须下半节，不必近根，自然上去，其黑如漆。胆用十二月取者为佳。

神妙美髯方

黑铅四两，入硫三钱，炒为黑末　五倍子用好酒炒为黑末　铜末子用米醋炒七次，成黑末。二味不拘多少，听用　每料用炒铅三分　倍子末一钱　铜末五分　白矾一钱五分　铜青一分　硇砂一分　诃子五分

共为细末，用酸石榴皮煎水，调成膏子，如黑漆，搽之，神妙。

口齿症方

定痛散

珍珠末三分　石膏一钱　冰片一分　硝石五分　孩儿茶即乌丁泥，一钱　硼砂五分　朱砂五分

上为末，擦痛处立止。

痛牙泪口方

藜芦二钱　枯矾　防风　干姜　梧桐律　肥油松柴节　白术　甘草各一钱　细辛　蛇床子　川椒各二钱，蜀府者，炒　炒香附三钱

上为末，煎稠汁，入酒一杯，乘温暖泪口一二遍，立愈。

黑铅丹

用出山黑铅一斤，将二蚕沙炒成末，外加：青盐六两　槐角子六两，炒为末　没食子四两　升麻二两　石膏八两　香附子四两，炒焦黑

先将柳木作槌，擂炒铅砂成灰末，加药六味共为末，铅盒收起，每日擦牙。乌须发，坚齿牙，妙用莫述。擦过须含半晌，以酒泪出更妙，否则用汤亦可。

神秘擦牙方

旱莲草捣汁，一斤　何首乌一斤，切片，黑豆蒸三次　青盐六两，水洗，炒　北细辛　白芷各五钱　软石膏八两，火煅　黑豆一升　桑寄生四两

上为末，每日侵晨、夜晚擦牙。黑须发，去邪风，功效甚多。

擦牙乌金散

葡萄二斤，焙干为末　　石膏一斤　　当归焙　　细辛　　没食子各二两　　甘草　　三赖各三两　　白芷四两　　青盐四两，化开，去泥脚，入花椒二两，煮干去椒

上为末，入磁罐收起。每于临睡擦齿，徐徐咽下，方能固齿去风，真神药也。

治口疮牙涌方

白矾一钱　　硼砂一钱

研中末子，用大红枣三个，去核装入，火烧，烟尽为炭。枣子入药时，以湿纸包好，烧过存性，为细末，加朱砂五分，冰片三分，共为末。指蘸擦牙，存一二时，温水泪尽吐出。坚牙去风，除虫定痛。

时疮症方

擦磨膏

用广中番打马，并包吃槟榔欧叶，二物各五钱，碾为细末。疮初起时，将末子擦摩手心脚心，须不住擦之；三五日后，疮焦隐去，妙不可述。

煎药神方

用土黄连五钱　　穿山甲一钱　　皂角刺一钱　　天花粉一钱　　何首乌一钱　　川芎一钱五分　　白芷八分　　当归八分　　僵蚕一钱五分　　牛膝二钱　　苦参一钱　　荆芥一钱　　防风一钱　　甘草五分

上为末，和一处，分作十包听用。再取硬饭块六十两，木臼内捣碎，分作十包。再用猪腹中胰子五个，去油，作五次用。每次煮一胰子，用水四碗，煎至二碗，分作两日用。

每用硬饭块一包，入砂罐，同水五碗煎至三碗，去渣，入前药末一包，再煎半晌；后入猪胰汤一碗，煨火熬至三碗，作三次空心服，药尽疮愈，更无后患。此疮神方，无出于此。

治时疮肿块方 不可增减，服之有验

当归须一两　　淮生地一两　　皂角四钱　　冷饭块四十两　　牛膝一两　　甘草四钱

分作十贴煎服，忌食茶与牛肉。

时疮初发三日褪光方

用豆腐四两，中心开孔，入官粉二钱，作一盘，不用盐料，锅上蒸熟。先将葱头少煨嚼下，后吃蒸熟豆腐完，尽量吃烧酒一二杯，棉被暖盖，不通一线风处卧，出臭汗一身，人不可近，务令汗出尽为妙。如要便溺，尽撒床中不妨，

欲避风耳，不可起倒。汗后三日，遍身俱光。好后，疤痕吃酒不红，此亦奇矣。有以二十一枣去核，每入官粉一分，略蒸食之，亦如前妙。

时疮结毒方

牛黄三分　琥珀一钱　人中白即人粪，煅焦黑，三钱　粉霜二钱　雄黄三钱　朱砂二钱　乳香三钱　没药三钱　川归二钱　槐花炒一两　牙皂炙，去皮，一钱　白芷三钱，酒洗　丁香春夏二钱五分，秋冬三钱　南木香一钱

上为末，酒糊丸，如萝卜子大。初服五丸，五日后加作七丸，又五日加作九丸，又五日，七丸、五丸减下，用冷饭块、甘草煎汤吞下，其消如神。

下疳疮症方

全形散

番木鳖子一个，煅成灰　冰片二厘

上共为细末，擦一二次即愈。

紫金散

粪碱煅过，一钱　血竭一钱　茄皮烧灰，味恶，用五分

上为细末搽上，妙甚。

青黄散

血竭一钱　雄黄一钱　铜青四厘　胆矾四厘

上为末，掺上收水，五六日即愈。舒伯明验方，妙不可言。

疳疮蛀梗方 此历验神方

二蚕茧烧炭，五分。出蛾过方用　枯矾五分　五倍子一大个　孩儿茶一钱　轻粉二钱　红绢方圆三寸一块，烧灰

上共为末，用酸浆水、葱白、花椒煎汤洗搽，神妙无敌。

又一方

用黄狗脑盖骨烧炭为末，每两加雄黄二钱；糯米浸水，煎花椒汤洗之，搽上即愈。

三虫神解散

二蚕绵烧灰，一钱　壁蟢儿窠白衣烧灰存性，一钱　竹蛀末一钱

共为细末，散上，妙甚！

疮肿症方

黄龙膏

用藤黄茶磨稀汁，专治无名肿毒，露顶涂之一二层，立愈。

白龙膏

白及一两　　五倍子炒，五钱　　白蔹三钱

共为末，醋调。各样肿症，或腿或臂，俱可治之。

神效赤金锭

焰硝八两　　黄丹一两　　皂矾一两　　雄黄五分　　朱砂五分

上为细末，陆续投于铁锅内熬成膏，用茶匙挑在板上，成条用之。治一切无名肿毒，恶疮初起，水磨涂之。治眼目昏花，赤肿火眼，点眼两角即效。治乳蛾、喉闭，口中噙化五分。治蛇蝎咬伤，涂之立止疼痛。治黄水疮、漆疮、绞肠痧、急心痛，点眼角即愈。

治疗背诸毒三方

老鸦藤枝根，捣自然汁，用热酒冲服半碗，其渣即按毒上，神妙。

一方

鸟不宿，带枝叶取来，捣汁，加米醋一小盏；先吃蟾酥丸三粒，后吃此汁，用棉被盖出汗，即愈。鸟不宿，树名，枝上有刺。

一方

广陈皮，用口嚼烂按毒上，疼甚，疼过即愈。

治乳痈方

夜明砂　　瓜蒌炒　　阿魏

共为末，饭和丸，酒吞下。

治白火瘅三方

一方

取蟑螂虫，新瓦上焙干为末，白汤吃一二个，即效。

一方

万年青捣汁服，愈。山冬青小叶子捣汁服之，亦妙。

一方

陈白鲞头，捣为细末，水调敷患处，粗渣煎汤洗之，妙。

龙虎卫生膏

专治一切恶疮顽癣，痔漏多年，病久不能料理者。以此治之，无不效验。

当归一两　　黄连二两　　黄芪　　黄芩　　枳壳　　乌药　　大枫子各一两　　防风　草乌各二两　　血余二两　　青藤　　木通　　木鳖子　　苦参　　香附子　　桑皮各一两五钱

先将十六味为粗片，入麻油二斤，炒焦枯，滤去药片，入后药：

松香四两　　虎骨酥炙为末，二两　　龙骨一两五钱　　朱砂三钱　　赤石脂一两五钱
密陀僧二两五钱

已上为细末，入油内，再加黄蜡三两，入油内搅匀。又加乳香、没药、轻粉末各五钱，孩儿茶末一两，再搅，慢火熬至滴水成珠为度，取起摊膏贴之，无不神应。此乃山东路中老道所传，真至宝也。

治肥疮痦疮方

伏龙肝灶心泥也，一两　　飞矾五钱，火煅，水飞　　消风散一两，合成药名

共为末，油调搽，疮湿掺上即愈。

治疮口久不收敛方

猫头骨　　狗头骨

上烧灰，各等份为末，洗净干掺即收。

日抄客谈经验奇方有闻随记，多寡不齐，不便类聚，用者择之

治血山崩漏方

火漆，不拘多少，入无油锅熔化，炒黄黑色，黑烟净，白烟起，退火取起，研为极细末。每服三钱，空心好酒调服即安。至重不消三服。

内消瘰疬方

用鼠粪七钱　　大枫子五钱　　巴豆三钱

共捣细，入大鲫鱼肚内，用纸包缚住，再用黄泥封固，如法煅炼，烟净取出，冷定研末，米糊为丸，如绿豆大。每服二钱，空心酒下，十日全愈。

大金丹

治痰火翻膈，中风湿痰，虚损怯症。

牛黄　　珍珠　　冰片　　麝香　　犀角　　狗宝　　羚羊角　　孩儿茶以上各五钱　　血竭
朱砂　　鸦片各三钱　　琥珀　　珊瑚　　沉香　　木香　　白檀香各二钱　　金箔五帖，存一半为衣

共为细末，用人乳汁为丸，如芡实大，金箔为衣。每服一丸，不拘时用，梨汁送下。

紫袍散

治咽喉十八种病症。

石青　　青黛　　朱砂　　白硼砂各一钱　　山豆根二钱　　人中白煅　　胆矾　　玄明粉各五分　　冰片二分

共为细末，入罐塞口。急用二三厘，入咽喉即愈。

刀疮药

用降香节　白松脂各一两　血竭一钱五分　没药五分　文蛤五钱，炒

共为末，掩伤处即愈。

麻木药

用蟾酥一钱　半夏　闹羊花各六分　胡椒　川乌　川椒各一钱八分　荜茇二钱

上为末，每吃半分，好酒下。要大开刀，加白酒，药一丸。

隔纸膏

治湿毒顽疮，臭烂臁疮。先以韭菜煎汤洗净患处。

熬化净猪油一两　黄占五钱　白占五钱　轻粉二钱　黄柏二钱，胆炙　珍珠一钱五分　官粉三钱　赤石脂一钱，煅

共为细末，先将前三味熔化，再下细末，为隔纸膏贴。

小儿泻痢不服药

用土木鳖半个　母丁香四粒　麝香一分五厘

共为细末，吐津调为丸，如芡实大，纳一丸脐内。外用不拘，小膏药贴之立止。

回燕膏

专贴瘰疬痰核。

穿山甲　全蝎　白芷　黄连　黄柏　黄芩　当归各二两　生地　赤芍药各一两　官桂　海藻各四两　番木鳖一两

以麻油一斤四两，共熬枯黑，去渣，下飞丹十两，黄蜡七钱，白占三钱，粉心二两，收成膏药，投入水浸，加细药：

乳香　没药　阿魏　轻粉各六钱　麝香二钱　血竭四两　燕窝泥一两　雄黄　朱砂各二钱　雄鼠粪一两五钱

共为极细末，筛过。将膏药取起，熔化离火，下细药搅匀。依病大贴之，三日即消。如熬炼，须择选日期，净室，忌鸡、犬、女人。此药又能贴诸般恶毒。

治偏坠方

用牡蛎一两，烧酒煅七次　良姜一两，酒炒

共为细末，津调手心内，上加薄绵纸一张；按药在手，将药膏手掩在阴子上一时，放开，再吃药：

用吴茱萸二两，汤泡七次　山茱萸二两，去核　橘核二两，炒　川楝子肉三两

益智仁一两，炒　小茴香一两，炒　延胡索一两五钱　巴戟一两五钱，去骨　青皮一两五钱　苍术五钱，炒　木香三钱　沉香二钱

上为末，炼蜜为丸，空心盐汤下。

治伤寒神通散

危急发狂，并大小便不通，有食腹痛。

朱砂一钱　雄黄五分　沉香一钱　木香一钱五分　巴豆一钱，去油　郁金一两

共为末，每服六厘或半分，看人大小，以七厘作一服为止，更不可多，茶送下。

治疔疮方

一人胁下生一疔疮，用黄麻梗中虫一条，焙干为末，酒调服下，如神，其疔化为水。此虫须先收下，以葱管中藏之。

回天起死丸宜十二月修合

治痘疮根窠不红，黑隐灰白塌损，蛇皮垂死者，只要有气，无不活者。取好辰砂四两；用荔枝核捶碎，煎汤浓稠，悬胎煮砂五炷香，取起为末。每一两，入天灵盖三钱。制天灵盖，用麝香三钱擦拌，入小泥釜中，盐泥固封烧红。冷定，用白面四两，兔血为丸，绿豆大。每服一二丸，酒浆下，即得回生，真神方也。

治远年风癣擦药

用番打马广东来者，三钱　珍珠一钱　冰片一钱　雄黄六分　轻粉三钱　枯矾一两　胆矾三钱　水银五两　信五分，火煅　川大黄二两　孩儿茶五钱　大枫子一百个，火焙

上为末，用麻油调，擦手足骨节。

又内解煎药方

用当归六钱　人参一钱五分　防风六钱　荆芥六钱　牛膝三钱　连翘三钱　木通四钱　皂角四钱　山栀六钱　羌活六钱　甘草二钱　薏苡仁二钱　白鲜皮六钱　生地黄四钱　熟地黄五钱

已上分作七贴，水煎，食前服。

治癣妙方

用川槿皮一两　斑蝥二钱　木鳖子一两　槟榔三钱　樟脑一钱　枯矾一钱　硫黄一钱　麝香二分

共为末，用烧酒，春秋二日，冬三日，夏一日，蘸搭搽癣疮上，略疼些，

三日除根。

治癣七攻散

用木鳖子_{四大个} 水银 轻粉 白生矾 川椒_{各五分} 人言五厘

共为末,用猪脂油调和擦之。

千里不饮水不渴方

用白蜜_{一两二钱} 甘草_{一两} 薄荷_{一两} 乌梅_{一两,肉} 干葛_{一两} 盐白梅_{一两} 何首乌_{二两五钱,蒸} 白茯苓_{三两五钱}

共为末,蜜丸,芡实大。

行路不吃食自饱方

用芝麻_{一升} 红枣_{一升} 糯米_{一升}

共为末,蜜丸,如弹子大。每吃一丸,水下,一日不饥。

治痘疹黑陷不起

用狗蝇七个擂碎,和醅酒酿,调服即愈。

治痘疮攻目坏眼

用蛇蜕一条,净洗焙燥,加天花粉等份为末,入羊肝内,以麻布包缚煮食,妙。

神验续骨丸

用腊月猪板油_{十两} 白蜡_{炼过,半斤} 飞丹_{四两,水飞} 自然铜_{煅,醋淬七次,四两} 白矾_{十二两} 密陀僧_{四两,研} 麒麟竭_{一两} 没药 乳香 辰砂_{各一两}

上十味,先用锅内熬油,次下蜡,将锅离火放地上,入密陀僧、飞丹、自然铜,搅匀,小火再煎,滴水成珠,方下矾、竭、乳、没、砂,用杨柳枝不住手搅匀,待凝,丸如弹子大,笋壳衬垫。每遇跌折伤重者,用一丸,再加猪油些少,火上化开,涂伤处,以油纸包缚;甚者,以灯草裹了,用竹片夹绑。再用一丸分作小丸,滚热葱酒吞下,痛止。若再痛,再服,痛定乃止。骨折者,两次即愈。如齿痛者,一贴牙根,立止。

守仙五子丸方

治服金石药毒作垂死,服之可生十之八九。如服金石之药而未发者,亦当服之。

余甘子 覆盆子 菟丝子 五味子 车前子_{各五两}

上捣如面。二三月,取枸杞茎叶,捣汁二大碗,拌前药令干,拌尽。七八月,再取莲子草,捣汁一大升,拌药令干。后用杏仁一大升,用好酒研汁五大升，银砂器内煎无苦味。加生地黄汁半升，真酥五两，鹿角胶五两，共杏仁汁煎溶，下前五子末，急用柳条搅匀，众手丸如梧桐子大。每日酒服三四十丸，忌猪肉、韭、芥、萝卜。服之百日，金石毒除，金丹之气流通五内，润泽血肉，万毒悉消，须鬓返黑，老者还童。皆因制其阴阳二性，彼此相备也。

华盖丹

此黑须发妙药。用出山黑铅三斤，打作片子，用铁锤眼，铅片如方条，以绳穿之；用净瓶盛米醋一斗，将铅片悬挂醋内，以纸密封瓶口泥头。七日后开看，取铅片上起有白霜，用竹片鹅翎刮下。又封，又刮，三四次后，铅片须换，又浸醋，两次一换。取霜一两，入冰片半分，研如粉，天露水为丸，梧桐子大。每夜口含一丸，不语自化。能变白返黑，一生不白，白者二十日后复黑光润。又能延年益寿，除热毒风气，筋骨疼痛。一生忌大蒜，再不可吃。

辟寒丹<small>辟寒气，省棉衣</small>

用雄黄　赤石脂<small>黏舌者佳</small>　丹砂<small>光明者</small>　干姜<small>各等份</small>

为末，蜜同白松香末为丸，如桐子大。酒下四丸，服十日止。不着棉衣，赤身可行水内。

辟暑丹

用雌黄<small>研水飞</small>　白石脂<small>水飞</small>　丹砂<small>研细，黄泥裹，烧如粉</small>　磁石<small>捣，水飞去赤。</small><small>各等份</small>

人乳同白松香化为丸，小豆，空心汤下四丸。服三两后，夏月可衣裘褐，炎气不浸。二方仙传，颇有神验。

治牙日用妙方

用川椒<small>一两</small>　北细辛<small>一两</small>　百部<small>一两</small>　雄黄<small>五钱</small>　青盐<small>一两</small>　白盐<small>一两，装入荔枝壳内，大火化为一个白块，取起研碎，同前五味为末</small>

早暮擦齿，永绝疼痛。

大解不通方

用松仁　八达杏仁　榧子<small>米泔水浸一日</small>　核桃　柏子仁<small>各等份</small>

白糖霜和为饼子吃，即通。

治老人小解秘涩<small>老人有此，即是病也</small>

用人参　白术　牛膝　茯苓　陈皮　山楂　当归　白芍药<small>各一钱</small>　甘草<small>五分</small>

加生姜三片煎服。春加川芎；夏秋加黄芩、门冬；冬加干姜。如更短，倍加当归。

三子养亲汤

用苏子　萝卜子　白芥子

上炒香，泡汤，随意服。

开胃炒面方

用白面五斤　茴香二两　姜末二两　杏仁八两　枸杞八两　核桃八两　芝麻八两

上研为末，白汤点服。

食柏草方

尝柏叶、百草，饱肚不饥；避难绝食，妙方。

杜仲一斤，去皮，醋浸一宿，焙干为末　荆芥穗一斤，为末　薄荷八两　白茯苓一斤，去皮为末　甘草一斤，去皮

上蜜丸，小指大，将柏叶水洗，和药入口内细嚼为妙。

遗精白浊奇方

用山栀子三钱，炒黑焦，煎水二盅，将至一大盅取起。调蚯蚓新瓦上炒成末，每服二钱，大病不过三服。一月系精，此后皆痰化也。